# ボランティアナースの奇跡

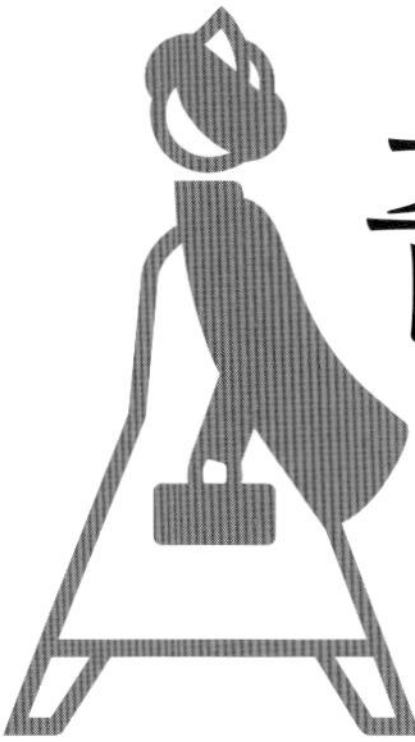

全国訪問ボランティアナースの会
キャンナス代表
菅原由美 編・著

Art Days

# はじめに

訪問ボランティアナースの会「キャンナス」を藤沢市で立ち上げたのは1997（平成9）年。出産、介護などで仕事を離れ家庭に入っているナースでも、サンダル履きで行ける距離で、自分の時間の許す範囲で働くことができれば、喜ぶご利用者がいる。そのために、潜在ナースを掘り起こす仕組みをつくろうと考えたのがきっかけです。それが、全国に広がり、この8月で136か所になりました。コロナ禍で、拠点立ち上げの大切なイベントである発会式ができなくなってしまいましたが、初めてオンラインで挑戦してくれました。どんな時代もチャレンジ精神で乗り越えていってくれる仲間の頼しさを感じました。

キャンナスというと、被災地支援の団体というイメージがある方もいるようですが、目の前の困っている方を放っておけない、役に立ちたいという気持ちは今も変わっていません。キャンナスの25年にわたる活動をまとめたのが本書です。キャンナスの各地の拠点の取り組みやアンケートからは、私たちがどのような思いでつながっているのかが分かっていただけるのではないかと思います。3・11東日本大震災が起きた時には、居てもたってもいられない思いで現地に向かいました。ボランティアナースの真価は、非常時にも発揮されると確信しました。その後、大きな自然災害が相次ぎ、被災地支援はキャンナスの活動として定着しています。

看護師が2・5人以上いないと開設できない、人数が減ってしまうと廃業しなければならなくなる訪問看護ステーションを一人からでも開設できるようにするいわゆる「一人開業」は、利用者のために星降るほどの数の訪問看護を増やしたいという私の思いが原点です。被災地の特例として、実現に持ち込むことができました。国の規制の壁は厚く、今は宙に浮いてしまっていますが、諦めたわけではありません。この間の、経緯を本にまとめたのは初めてで、貴重な記録となるでしょう。

キャンナスは英語のキャン（できる）とナース（看護師）をくっつけた造語です。「できることをできる範囲で行うナース」という意味で名付けました。振り返ると、キャンナスの歩みは、ナース自身に「できること」に気づいてもらう活動だったと言えるかもしれません。私だからできたのではなく、誰にも無限の可能性があり、奇跡は起こせます。

多くの方が、本書を手に取り、「できること」を広げていってほしいと思います。前作の「いけいけ！ボランティアナース」は私の一人語りでしたが、本書では、多くの仲間が登場しています。長く応援してくれたメディアの方々にご執筆いただき、オールキャンナスで出版できたことを喜んでいます。

キャンナス代表　菅原由美

# ボランティアナースの奇跡　目次

◆目次◆

## 第Ⅲ章　キャンナスのやりがいは？——アンケートからみる多様な各地の拠点　川名佐貴子……113



## 第Ⅳ章　非常時も支える・寄り添う——被災地支援活動　中澤まゆみ……145

# 第Ⅰ章

# それは一人から始まった
## ――キャンナスの25年

菅原由美

## ■はじまりは家族の介護体験

はじめまして。キャンナス代表の菅原由美です。

私は看護師として1年ほど病院勤めをした後に、家庭の事情で退職し、その後、結婚、出産・子育てをしながら、県の保健所でパート勤務をしていました。プロフェッショナルの高みを目指している看護師とはとうていいえませんが、この間、生活者として多くのことを経験できました。特に、介護を経験したことが、キャンナスを立ち上げる大きなきっかけになりました。

最初の介護体験は、夫の祖母。100歳でも元気だったのですが、腰を痛めて入院。そのストレスからか吐血してしまいました。担当の医師は、胃カメラで出血部位を確認するというのですが、胃カメラは元気な若い人でも苦しいものです。

超高齢で、しかも、手術はしないというのなら、「そんな負担の大きいことは止めてほしい」と訴えたところ、医師の逆鱗に触れ、退院するしかな

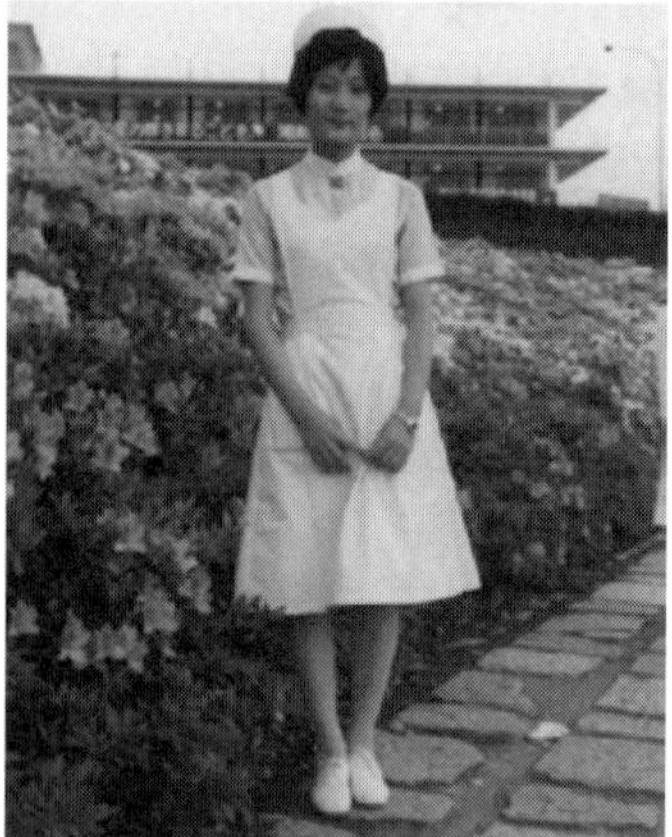

東海大学医療技術短期大学時代の著者

くなってしまいました。

当時は介護保険制度もなく、家で家族がみるしかない時代でした。

覚悟を決めてはじめた在宅介護でしたが、案外ひょうし抜けでした。なにしろ入院中は、小学校2年生と1年生の子どもを実家に預け、義母と1日交替で病院の祖母に付き添い、夜を明かす生活を送っていました。徹夜明けの状態で、昼間は夫が立ち上げた会社の手伝いに行っていました。まだ小さかった5歳の末っ子は座布団の上に寝かせ、一緒にお泊りです。

ところが、祖母が自宅へ帰ってきたら、いつもの生活が戻ってきました。家に帰ることができて祖母も大喜び。義母も病院通いをせずに毎日自分のふとんで休むことができるようになり、実家の母も孫の世話から解放され、みんながハッピー。一体、何のための入院だったのだろうと思ったことは忘れられません。

その後、義母や義父、実家の父も看取りました。入院して、好きなものも食べられないなら、家にいて好きなものを食べて、少しぐらい早く死んでもいいのではないか。高齢者にとっては医療より、生活、介護が大事という思いは、在宅での介護のお手伝いをしたいというキャンナス設立への大きな原動力になりました。

ボランティアナースって何？　そもそも医者の指示がなくて、看護師一人で何ができるのという時代でした。

## ■被災地支援での出会い——キャンナス発足

もう一つのきっかけが、1995年1月17日に発生した阪神淡路大震災です。国内では初めて大災害がリアルタイムで報道され、倒壊した家屋の下に取り残された人がいるにもかかわらず燃えさかる炎、崩れた高速道路などの映像は衝撃的でした。ニュースをテレビで見た私は、自分が行かなくてはならないという衝動を止められませんでした。ガールスカウトではリーダーで、野外生活も苦ではなく、日本赤十字の救急法指導員の資格ももっていました。当時、女性では神奈川県たった一人。しかも看護師。「私が行かずに誰が行くの」という思いだけで、今考えれば家族もよく送り出してくれたものです。

ところが、被災地に行ってみると、現場は大混乱。指示を待つだけで自分で考え行動できないのなら、帰ったほうがいいですよと注意したこともありました。ほかのボランティアの悪口に明け暮れる看護師たちもいて、「邪魔だから帰れ」と私が叱り飛ばしたこともあります。

そんな大混乱のなかで、着実に人命救助で結果を出していたのが、AMDA（アムダ、戦争、自然災害、貧困等で苦しむ人々の人道的な支援を行う医師団）でした。彼らの活動に触発され、看護師だってもっとできることがあるはずだと、その後、AMDAの会員になりました。「ボランティアナースの会を立ち上げたい」という漠然と抱いていた構想をおそるおそる語ったのは、ＡＭＤＡの総会に初参加したときです。

「ホラ吹きだと人に言われても、夢を語りなさい。どんなに素晴らしい思いを抱いていても、発信しなければ誰も集まってこない。一人ではできないのだから、語りなさい」当時の菅波茂代表が、こう声をかけてくださったことが忘れられません。さらに、小林米幸副代表には、「今の時代に合っているから、記者会見を開いて、あなたの思いを語りなさい」と具体的なアドバイスもいただきました。

「有名人でもない、ただの一般人の私が記者会見？」と心底驚きましたが、この言葉の意図するところは今ならよくわかります。記者会見という公の場での発表は後戻りができないという覚悟の表明でもあり、思いがけないところからも共感してくれる仲間を連れてきてくれるものです。キャンナスの拠点立ち上げに細かなルールはありませんが、各地での発会式とマスコミへの連絡を必須としているのはこのときの経験があるからです。現在は、ＡＭＤＡグループの代表代行に就任されている小林先生は、今に至るまでキャンナスの理事をお引き受けくださっています。

こうして、１９９７年の3月に藤沢市で発会式を実現しました。登録をしてくれたナースは27人。ボランティア精神にもとづく活動ですが、継続のためには、担い手への報酬も必要と考え、1時間当たり1600円の有償ボランティアとしました。当時は、福祉サービスでも有償のボランティアという考え方が広がり始めていた時期でした。当日はどしゃぶりの大雨にもかかわらず、多くの方に集まっていただきましたが、今思えば、その後の悪戦苦闘を象徴していたのかもしれません。

## ■反省はしても後悔はせず

最初の利用者は障害児を抱えたお母さんでした。高熱で後遺症の残ったお子さんにかかりきりだが、1歳になる下の子を公園で遊ばせたい。ついては、その間、上の子の見守りをしてほしいという切実な依頼でした。

看護の有資格者にちょっと手伝ってほしいというニーズは思った通り確実にあり、利用者は着実に増えていったのですが、一方で担い手不足に悩まされることになりました。

今でこそ「女性活躍」などといわれますが、当時は結婚したら家庭に入るのが一般的。看護師の資格をもっている人でも、働き続ける人のほうが少ないくらい。だから、家庭にこもっている「潜在ナース」はたくさんいて、呼びかければ出てきてくれると軽く考えていました。

考えたすえ、思いついたのが、回覧板を使った災害対応のリストづくりです。市役所に行って「災害時に、町内や自分のマンションに医師や看護師がいたら市民は安心する。災害時に協力してくれる医療職のリストをつくってはどうか、そのために回覧板を利用してはどうか」という提案をしました。リストができれば、キャンナスの担い手探しが容易になると考えたわけです。

地域にとってもよい画期的なアイデアだと意気込んで市役所に掛け合いに行ったのですが、「そんなことは役所が考えることで、あなたが考えることではない」と、問答無用で追い返されてしまいました。

こんな失敗談は山ほどありますが、一度も後悔したことはありません。後悔するとどんどんマイナス思考に陥るからです。怖れず失敗して、反省をしたら次へ進めばよい。このポジティブシンキングだけは私の最大の取り柄といえるかもしれません。

志で結ばれたボランティア同士とはいえ、組織を束ねるのは大変です。メンバーが増えてくると、「みんな平等に」「民主主義でいこう」という私の対応が、思わぬ弊害を生むことになりました。「行ってもいいけど、ほかに行ける方がいるならどうぞ」という人が多いなかで、はっきり「いいですよ」と言う人に依頼が集中し、そのことに、「不公平だ」と不満を言うメンバーが出てきたのです。そんななか、仲間割れが決定的になる事件が起きました。活動開始から1年。節約を重ねて150万円が貯まりました。私は、組織の強化のために事務職費用にあてたかったのですが、皆で分配しようというメンバーと意見が対立。「分配するか、代表を辞めるか」と迫る内容証明郵便が届きました。裁判も辞さないという強い覚悟です。中心人物は、設立時のパートナーで、さすがにショックでした。この事件で、キャンナスは1998年に一旦解散。その後、新生キャンナスを立ち上げ、リセットしました。それが現在のキャンナスです。

## ■介護保険制度の開始――制度とボランティア両輪に

この時期、キャンナスにとって、さらに大きな出来事は2000年の介護保険制度の創設です。認定を受ければ、訪問介護、訪問看護が1割負担で利用できるようになり、高齢者や難病の方など、キャンナスの利用者の多くが対象になることが想定されました。キャンナス湘南は1時間1600円ですが、介護保険は1割負担ですむために、数百円。利用料の負担はずっと軽くなり、利用者には朗報です。ケアマネジャー資格も創設され、私も第1回の試験を受験して、合格しました。

介護保険事業者になるには法人格が必須です。キャンナスをどうするか。ここが一つの分かれ道でもありました。NPO法（特定非営利活動法人促進法）もできて、非営利法人での参入も選択肢になりましたが、私には民間の大手事業者も参入する介護保険制度が非営利事業とは思えず、別に有限会社を設立して参入することを決めました。キャンナス本部は、法人格をもたないボランティア団体キャンナスと、営利企業であるナースケアーの両輪で活動を始めました。

当初、私は、いずれキャンナスはいらなくなると考えていました。訪問看護ステーションやヘルパーステーションが増加して、介護保険制度が成熟することこそが住民の幸せだと考えていたからです。

ところが訪問看護ステーションはなかなか増えてきませんでした。周りを見回しても、ようやくできたのに、潰れてしまう、そんな状況がありました。訪問看護ステーションを立ち上げるには、常勤換算2・5人の看護師が必要です。人を雇用することになるわけで、経営者として社会的な責任も伴います。「よし、やろう」という思いだけでは簡単に踏み出せるものではありません。なんとか人数を集めてスタートしても、退職などにより基準が満たせなくなり、廃業に追い込まれるステーションもありました。看護師は、転職に強い仕事で働く人も強気です。知り合いが、訪問看護ステーションの管理者を辞めるというので、理由を聞いたら、職員が結束して、「私たちが辞めるか、管理者を辞めさせるか」と経営者に迫ったというのです。経営者から、管理者である彼女の言っていることが間違っているということとではなく、「職員に辞められたら困る」と言われたそうです。一般的なサラリーマンだったら、経営者は管理者の肩をもつものだと思いますが、そういう常識が通じない社会です。

## ■一人でも訪問看護ステーションを開業できれば

当時、訪問看護は年間300か所できて300か所つぶれていました。300のうち150は人員基準を満たせなくなったことが理由だと知った時、人員基準を2・5人を1人にしたらつぶれなくて済むのではないか、キャンナスはもともと1人のナースが勇気をもって立ち上がれば1人の困っている人が救われると考えていたので、看護師一人でも訪問看護ステーションを開業できるようにしたらいい。医師が一人でクリニックを開業できるように、看護師が訪問看護ステーションを開業できるようにしてもいいのではないか。医療保険や介護保険を使わない自費の世界なら看護師の開業は自由なのに、医師の指示書で縛られている保険の世界では開業できないのはおかしくない？　2008年に「開業看護師会」を作ったのはそのようなシンプルな考えからです。小さくても身近に訪問看護ステーションがあれば、在宅で苦労しているたくさんの人が助かります。「日本中に星降る数の訪問看護ステーションを」をスローガンに、必死に各方面に働きかけました。

国は、ステーションを大規模化することで、量の不足を補うという考え方で、一人開業とは発想が真逆で、絶対反対でした。しかし、政治家にも規制緩和が必要という人は結構いて、影に日向に応援してくれました。

そして、忘れもしない2011年3月6日。この日、内閣府の行政刷新会議の「規制仕分」のテーマに訪問看護の人員配置基準が取り上げられました。参考人として私も呼ばれ、意見を述べました。厚労省よりの識者の強烈な反論のあとで、14人の委員の採決が行われたのですが、13対1で「一人開業を認める」が圧勝したのです。反対したのは、一人だけ。あまりに嬉しかったので、「やったー」と声に出して叫びそうになりました（この経緯については第Ⅴ章の1で詳述）。

東日本大震災が起きたのは、その5日後のことです。結果から言うと、一人での訪問看護ステーションの開業は、「被災地での特例」としてのみ認められ、キャンナスの仲間が立ち上がってくれましたが、2013年9月で打ち切りになりました。どさくさ紛れで、厚労省のペースで仕切られてしまった印象があります。今でも時々、もし震災がなかったら、どうなっていただろうか、もっと別の形になっていたかもしれないと思うときがありますが、私は途中から、訪問看護ステーションにこだわるのはやめました。ステーションがいくら増えても、管理者が9時から17時までしか仕事をしない、土日は休みというようでは、意味がありません。私の願いは、〝志〟のあるナースが増えることだと気づいたのです。キャッチコピーは「星降るほどの訪問看護〝志〟を」に変えました。〝志〟ある看護師の〝志〟を砕かないように応援をしたいと考えています。

介護保険も、昨今は、給付削減や負担増が取りざたされ、今のままいくのかもおぼつかない状況です。「いつかはいらなくなってほしい」と思っていたキャンナスですが、残念ながら、その必要性はますます高まっていると感じています。今では、小学校区に1つのキャンナスを！と思い、仲間が増えていくことを願っています。

## ■転機になった東日本大震災

東日本大震災はキャンナスにとっても、大きな転機となりました。「私が行かなくて誰が行く」という強い思いは、阪神淡路大震災のときと同じですが、今回はあのとき知り合った被災地支援のプロや知人の導きがあり、キャンナスの仲間が行動をともにしてくれました。被災者1800人が肩を寄せ合っていた気仙沼総合体育館に泊まり込んで支援していたことで、「現場がわかっているのは、ピンクのTシャツを着たキャンナス」と評判になり、行政にも信頼を得て、メディアでもたびたび取り上げられました。

気仙沼へ導いてくれたのは、先に現地入りしていた古屋聡医師です。泊まり込んでいたのは、予算もなく、他に手段がなかっただけなのですが、皮肉なことにそこをとても評価されました。あの現場を見れば「このまま放っておいて、自分だけ帰れない」と誰だって考えると思います。やるべきことをやっただけなのです。しかし、おかげでキャンナスの知名度がグンと上がり、ボランティアに参加したい、自分もキャンナスを立ち上げたいという問い合わせが、急に増えました。

２０１４年の広島豪雨・土砂崩れ、２０１６年の熊本地震、２０１８年の広島豪雨、そして、２０１９年の台風19号により被災した長野市の支援も、ピンクのＴシャツを着たキャンナスの仲間たちが、いち早く駆けつけて、支援を行いました。最近では、キャンナス＝看護師による被災地支援の団体というイメージをもつ方もいるようですが、それはあくまでも活動の一部であり、専門というわけではありません。多くの災害があり、ボランティアに駆けつける人も増えていますが、それぞれの能力とニーズのマッチングができなければ意味がありません。被災地支援の経験を積む中で感じているのは、初動のコーディネーター機能がとても重要ということです。地元の関係者は、自分やご家族が被災している場合もあるので、初動のコーディネート機能は本部が担い、落ち着いてきたら、地元のキャンナスに引き継ぐというような体制ができていけばと思っています。

## ■共に歩んでくれた初期のメンバーたち

私は、道なき道、茨の道を、一人でも突き進んでしまうタイプです。

だから、その後にできた道は、舗装されたきれいな道ではなく「獣道」。悪路をものともせずともにともに歩んできてくれた仲間のおかげで今があります。ここではキャンナスの初期をささえてくれた各地のメンバーを紹介します。

キャンナスの、最初の拠点は1997年に誕生しました。神奈川県の海老名・座間・綾瀬エリアで市役所の要請で訪問看護を行っていたナースたちが、介護保険の開始とともに市からの訪問看護が中止になることに対して、ご利用者さんのためにもなんとか続けたいと立ち上げた「キャンナス県央」です。翌年には、当初からキャンナスの活動に参加してくれていたスタッフが、自分の住む横須賀にもキャンナスがあったらいいと、「キャンナス横須賀」を立ち上げます。その翌月には、やはりキャンナス設立当初からのメンバーが地元、愛知県知立《ちりゅう》市で「キャンナス知立」をスタートさせます。

1999年にキャンナスがNHKで放送されたときには、問い合わせが殺到し、一人ひとりに説明をしていたのでは追いつかないと、研修会を1泊2日で開催しました。テレビを観て、高知から飛んできた和田和博さんは、病院勤務をしながら「キャンナス高知」を立ち上げてくれました。２０００年のことです。その数年後には、病院を辞めて、有限会社ナースケアを設立して独立。今では、医療福祉の講演も精力的に行う事業家として活躍しています。

「キャンナス板橋」は２００１年にスタートしました。当時、まだ、医学生だった銘苅美世さんと私の出会いは、在宅医療の勉強会です。銘苅さんは、いずれは在宅医療をやりたいという強い思いを抱いていました。学生だからこその柔軟さで、医師視点からではない、看護、介護の視点から在宅医療の大切さを学び、どんどん吸収していき、「キャンナス板橋」の立ち上げに貢献してくれました。最初からの志を貫いて、今では在宅に１００人以上の患者さんを抱え、信頼される医師として活躍しています。

２００２年に立ち上がった「キャンナス北九州」の代表の進雅子さんもＮＨＫを観た一人でした。

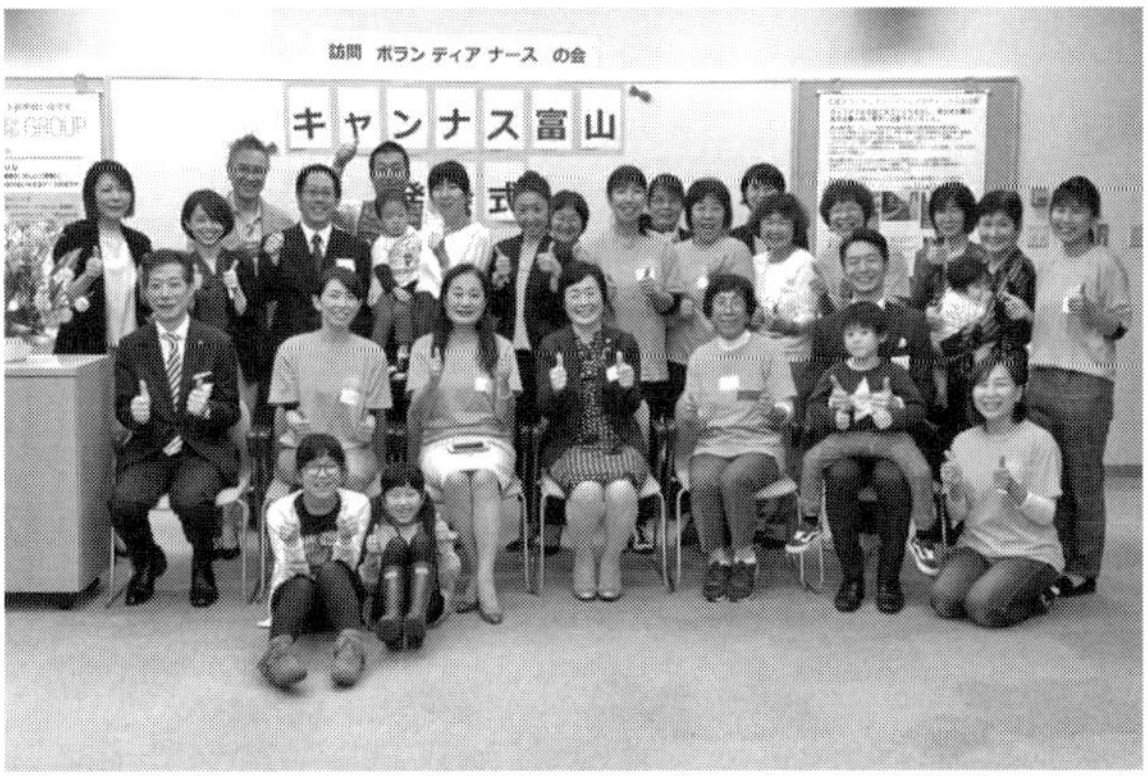

2019年10月25日、「キャンナス富山」の発会式

進さんはナースではなく社会保険労務士ですが、地元の病院が閉鎖することになり、その後も患者さんたちを見守りたいというナースの思いを受け、お年寄りと若者が助け合って一緒に生きていくシェアハウスを運営しています。

2007年に誕生した島根県のキャンナス益田。代表の青木佐恵美さんは、ネットで「緩和」を検索してヒットした群馬県高崎市の小笠原一夫医師に打診し、そこに就職してしまうような行動力のある人です。「あなたのやりたいことは、菅原さんという人がやっているよ」と小笠原先生から聞くと、半年で群馬から益田に帰り、キャンナスを立ち上げます。

広島県の「キャンナス福山」の代表大川ひろみさんは、前作『いけいけ！　ボランティアナース』を読んで、会いに来てくれました。2003年の発会式のことは今でも忘れられません。宿泊先の手配をはじめ段取りは万全。地元の看護協会から初めて祝電や参加者のあった立派な発会式でした。

一緒にいただくはずだった夕食が突然キャンセルに。あとで事情を知って驚きました。発会式の前日に自宅が全焼し、ご主人が焼死してしまっていたのです。当日、そんな様子は露ほどみせずに振舞っていて、私はまったく気づきませんでした。東日本大震災のときは、我も我もと浮き足立つ状況もあるなかで、「支援に行きたいけど、費用のことを考えたら、ここで稼いでそのお金を送ったほうがいい」とスパッと決断、毎月キャンナスへ寄附金を送ってくれました。本当にカッコいい人です。

２００５年に立ち上がった大分県の国東市の「キャンナスくにみ」の代表後藤敬子さんは、発表会当初よりキャンナスのマザーテレサと各地の代表に呼ばれています。国東半島の過疎の町で、「家で死ぬ」医療を掲げ、在宅での看取りや障害者支援、老いや療養、家族サポート、一人ひとりに寄り添う訪問を続けていました。しかしながら、24時間を地域のネットワークで見守るという夢を追うなかで、組織の大きな壁にぶつかり、離職、その後も無償で訪問を続ける彼女に、息子さんが私のナースオブザイヤー賞受賞の記事を送ってくれたことがキャンナスにつながりました。キャンナス傘下で15年、医療福祉の谷間で「我が家」での暮らしや生老病死の「傍らにいる看護」を今日も続けています。

## ■夢は小学校区に1か所キャンナスが

私はキャンナスを広めようと思ったことは一度もありませんし、フランチャイズのように、本部に上納金をおさめるような仕組みになっているわけでもありません。私は手弁当で各地の発会式に駆けつけています。「宗教の勧誘やねずみ講はダメ」と冗談で言っていますが、自己責任の活動ですので、それ以外であればどういうかたちで活動をしていくのかは、料金の設定も含めてそれぞれに委せています。看護は制度外であれば、医師の指示はなくても行えるものであり、そこは自己責任になります。時給1600円なら今のアルバイトより高いからと立ち上げるという人もいたりして、こんなやり方もあるのだと新しい発想に驚くことも少なくありません。

もっと仲間が増えてほしいと思っていますが、自己責任ですから、責任のとれない人にはできません。ですから、キャンナスの仲間になるまでにも、ささやかなハードルを設けさせてもらっています。最近では、まずメールがくることが多いのですが、必ず、電話をかけてもらうようにしています。そこで、一度説明し、第一に志を一緒にするという目的で『いけいけ！ボランティアナース－在宅ケアの新しい形』を読んでもらいます。そして、「本を読んだらお電話ください」と言います。その後、電話がかかってこなくても、私のほうから声をかけることはしません。次に、私と直接あって面談。立ち上げの際には、「発会式」と「マスコミへのPR」が条件です。これが苦手という声をよく聞きますが、自分の責任でこれくらいのことができなくては、とても代表は務まりませんので、この通過儀礼は今後も大切に守り続けていくつもりです。勇気と熱い志をもって飛び込んできてくれる人ならいつでも大歓迎です。

私の理想は、小学校区に一人のキャンナスがいることです。何かあったときに、近くにおまわりさんがいてくれたら安心できるのと同じように、おばあちゃんが転倒したときや子どもが引きつけを起こしたときに、救急搬送が必要なのか様子をみていればいいのか相談ができる、ちょうど「駐在所」や「まちの保健室」のような場所があれば、地域に住む人々は安心できます。中学校区で3～4人が集まれば、訪問看護ステーションも可能になります。

たとえば、北海道の利用者が沖縄に行きたいという場合、キャンナスのネットワークのなかで無理のない支援が可能です。お節介ナースのおばちゃんやお姉ちゃんたちが、地域のなかにいてくれて、そのネットワークが全国に張り巡らされたとしたら、どんなに心強いことでしょう。

今の人たちは、ゆるくつながって、協働することが得意です。「一緒にやろうよ」という時代感覚は、キャンナスにも感じます。代表たちのための、キャンナスTOPと呼ばれるメーリングリスト（ML）があり、常に情報交換しています。MLを通じて各キャンナスが連携することで、私が出るまでもなく、問題が解決されていることも少なくありません。介護保険も、医療保険もますます利用者負担が増えていくようになれば、キャンナスのほうもおのずと変わっていく必要があるでしょう。時代とともに変化する、それが大切だと思っています。

## ■看護協会から表彰！これからもノンストップで

どたばたと活動を続けてきておよそ25年、２０１6年3月に第12回「ヘルシー・ソサエティ賞」をキャンナス代表として受賞させていただきました。健全な社会づくりに貢献した活動を行っている人を顕彰する目的で、日本看護協会とジョンソン・エンド・ジョンソン日本法人グループが創設した賞です。「一人からの開業」を巡っては、意見が対立していたあの日本看護協会がついにキャンナスの活動を認めてくれたのです。私のなかでは最高のご褒美で、心のなかで何度も「やったー」と叫びました。

受賞のニュースをみて、「知り合いの看護師さんが表彰されました」とSNSに投稿してくれた方がいました。その方は、最初のキャンナスの利用者だったあの障害児のお母さんでした。下のお子さんの突然の嘔吐で不安いっぱいで泣きながら依頼してきたときの思い出とともに、「公的な制度では網羅できない部分を補ってくださる組織は必要」とエールを送ってくださいました。初めての利用者で私にとっても忘れられない出会いでしたが、先方でもこんなにも長く覚えていてくれるものなのですね。さらに、背中を押される思いがしました。

その頃、私はとうに還暦を越えてしまいましたが、やりたいことは尽きません。一つは、子育て支援小規模多機能保育所の制度化です。「キャンズ」とネーミングして、有償ボランティアによる一時預かりにも取り組んできましたが、行政の縛りも厳しくて、広げていくのは難しい状況があります。介護している家族が急に倒れたら、高齢者であればショートステイが使えるのに、子育てにはそんな支援はありません。

お母さんが急に入院したら、どうすればよいのでしょうか。仕事や育児で疲れてしまったときにレスパイトで安心して預けられる場所があれば、痛ましい虐待事件を減らすこともできるのではいかと思います。病気のときも、お泊まりも、ゼロ歳から小学生ぐらいまでを同じ所で預かることのできる小規模多機能型居宅介護のようなサービスが保育でも必要だと考えています。そしてマンパワーとして子育て経験を家庭に眠らせているおせっかいな元気なおばあさまたちを集めて、「キャンババやろう！」と口の悪い仲間とは結構盛り上がっています。

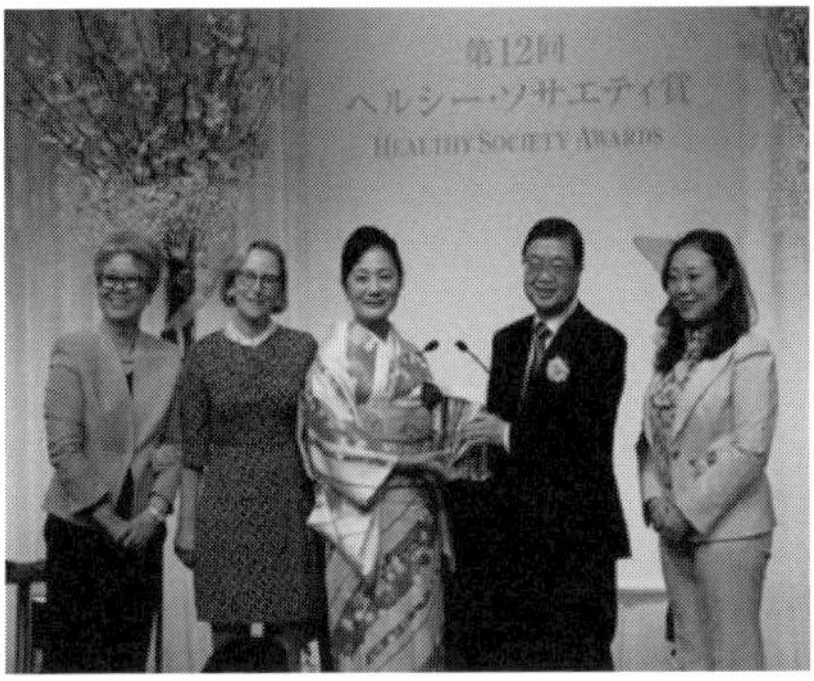

ヘルシー・ソサエティ賞授賞式で

もう一つは、「『准看護師廃止』の廃止」です。看護師の高学歴化が進められ4年制大学卒のナースは増えていますが、そのぶん、働きながら資格をとることは難しくなっています。収入もなくなるのに、学費を調達することは簡単ではありません。でも、准看護師なら夜学で3

年のコースがあり、働いて収入を得ながら、資格をとることができます。5年働けば正看護師の道も開けます。

廃止をいう人のイメージは、貧しい家庭の子どもが、中学を出て、安い賃金でこきつかわれながら資格をとるというものなのでしょうが、それは「昭和」の物語。准看を廃止するのではなく、即戦力のある人材育のため、資格の「入り口」を位置づけ直す必要があるのではないでしょうか。信頼できる介護職員に学費をはらって看護師の資格をとらせたいという介護経営者も結構いて、賛同してくれています。また、茨の道を見つけてしまいましたが、この先にあるものを見にいきたいという気持ちを止められません。

# キャンナスとは「行動指針」である
## ～ともに被災地支援に取り組んで

山梨市立牧丘病院　古屋　聡

現在の日本と世界は、今に生きる自分たちとしては経験のない種類の災禍に直面している。「コロナウイルス感染症」である。

２０２０年4月25日のキャンナスのメーリングリストに代表菅原由美さんの悲痛な叫びがアップされていた。（以下、抜粋して引用）

この新型コロナウィルスの対応でとても気になっていることがあります。

この病気で亡くなった方のご遺体はその後も排菌を続けるのでしょうか？

(中略)

我々訪問看護師は看取りの時間を大切にし、その後のご家族のケアも大切にしてきました。

私自身もご家族と過ごすその時間をとても大事にしてましたし訪問看護をやっていてよかっ

たと思うのもその時でした。

（中略）

何とかご家族に会うことができるようにして差し上げたいと思うのですが、方法はないでしょうか？

これまでのキャンナスは「すき間産業」であった。

平時には、公的な活動・保険給付される活動では埋めきれない部分を、ボランタリーで、しかし専門職でこそなし得る活動が全国各地で行われてきた。

そして、災害時には、それぞれの地域の近傍のキャンナスが核となって、お互いにメンバーを派遣し、さらに大規模にボランティアを募って、お揃いのピンクのキャンＴを身につけて、被災地で活動してきた。そして新たにその地に、キャンナスの拠点ができたりしてきた。

キャンナスは、被災地で活動するきちんとしたＮＰＯやＮＧＯとはまったく違う組織である。規約をもち、標準化、質の担保、参加者の保証、ロジスティックスに力を注いで、一定の活動を被災地で行う団体は、現在の災害では大規模避難所の管理を一括して任されたりする。災害に共通する問題と課題を、これまでに蓄積された知見と手法をもって、被災市町村とともにその解決に尽力する組織団体が非常に重要である。一方で、

時に無鉄砲で、
時に公の流れや空気が読めてなくて、
時に案外協調性がなく、
しかし、現場で最も必要とされる活動、でも誰も手を出さないかもしれない活動を率先してやってきたのがキャンナスのメンバーたちである。従来の自分たちの活動をきちんと積み上げてきたキャンナスの百戦錬磨のメンバーだけがキャンナスではない。たった一回応募しただけで今日初めてピンクのキャンＴを着るメンバーも立派なキャンナスである。キャンナスは、常に体当たりで、飛び込んだところで問題を見つけ、常に被災された人の心に寄り添って、「現場主義」の活動をしてきた。だからこそ公でカバーできないことができる「すき間産業」だったわけだが、その近接性により、時に（しばしば）傷つき、時に（しばしば）その少なくないリスクを共有してきた。

しかし、今回のコロナ禍はこれまでの常識が通用しない。
まず困っている方になかなか会いに行けない。
ずっと話を聞いていられない。
なかなか直接触れることができない。

自分がいつ被害者サイドになるかわからない。
さらに感染源になってしまう可能性もある。
決して長い時間一緒にいられないのだ。

筆者がはじめてキャンナスとコラボしたのは東日本大震災である。以下、筆者が直接見聞きした内容に基づき文章を綴ってみたい。

## ■2011年　東日本大震災

宮城県気仙沼市で最大の避難所となった気仙沼総合体育館ケーウェーブ（およそ1800人以上の避難者が集まっているとされた）。3月20日の朝、僕が首を長くして待っているところに、代表の菅原由美さんご夫妻と、千葉県松戸市の「ひぐらしのいえ」で素晴らしい実践を行っていた安西順子さんが、車でやってきた。ここからケーウェーブにおける、外部の保健医療職による昼夜を分かたぬ本格的生活支援がスタートしたと言ってよい。

そのあと続々とボランティアの援軍を入れて歯科衛生士など他の職種も参加し、ケーウェーブの環境改善と被災者の健康状態フォローを行い、さらに気仙沼市市民会館や気仙沼小学校にその活動を拡大していった。このコロナ禍で人工呼吸器製造に動いたと言われるダイソンも、当時菅原さんの個人の求めに応じて、150台の掃除機を寄付してくれた‼

同じく宮城県石巻市、それぞれの避難所の状態の把握と共有は初期には大変困難で、劣悪な居住環境（特にトイレ）、医療支援のばらつきがあった。キャンナスメンバーは中央公民館で湊中で渡波小で、そして牡鹿半島で、泥かきとトイレ掃除から始まり、環境整備と健康ニーズへの細やかな対応を行っていった。まだラップポン時代もダンボールベッドのプッシュ型支援の時代もきておらず、どの現場も手作りで手探りであった。

仙台からやってきて、この避難所で長く泊まり込み、支援活動を展開したのは鳴海幸さんである。渡波小への避難者として、また避難所本部の運営者として、キャンナスナースたちに出会っていった山田葉子さんは、キャンナス東北の地元採用スタッフとなって今やキャンナスの中核である。実際の避難者として管理者としての避難所の経験から、広島でも益城でもその経験を伝え生かす助言に赴いた。また石巻で住民活動を継続し、自らの被災体験を語りついでいる。

長期にわたる東日本大震災への支援活動の合間にも、全国で災害は起こっていた。

その一つが2014年の広島・豪雨土砂崩れ。住宅地を襲った土砂災害は、基本的に市町村案件であり、避難所の運営ももちろん当該市町村に任される。

県案件・国案件となる大規模災害とは異なり、圏域外からの支援があまりされず、現地のリソースでなんとかしようとするために、健康支援が不十分になる部分もある。

こういう中に、キャンナスメンバーは飛び込んでいって、避難所で、被災者の最も近くで活動した。ここで活躍したのは、広島出身の北川晶子看護師。東日本大震災後、石巻に赴き、現在も石巻で訪問看護師として奮闘している。

## ■2016年　熊本地震

被害の最も大きかった熊本県益城町で指定の避難所ではない特養ひろやす荘で活動を開始、ここでも菅原代表の幅広い人脈がものを言った。

そこに前田圭介医師・小山珠美看護師（100番目のキャンナス、キャンナス伊勢原代表）の「熊本地震摂食サポート」の活動がコラボする。

筆者もここに参加した。支援において多職種連携が前面に出るようになった災害である。また県の段階で初めて支援団体の登録が行われ、つまり外部支援の標準化がなされる。保健所単位で医療救護班調整本部をたてるような流れになったのもここからである。

たくさんの支援者がいるのに、避難所環境が好転しない焦りがあり、避難所の環境整備や避難所間の整理もなかなか進まなかった。

山本智恵子代表のキャンナス熊本が、避難所の支援を経て、やがて益城町の最大の仮設住宅である「テクノ仮設団地」の見守り支援を依頼される。ピーク時の入居者1500人を越えたテクノ仮設団地、ここの住民の健康管理を一手に担い、この2020年3月についにその任を終えた。

## ■2018年　西日本豪雨災害

キャンナスが活動したのは岡山県倉敷市真備の薗小である。真備にはたくさんの支援者が来ていて、災害の保健医療部門を支える体制は次々と変わっていき、その変化に対応していくのは、支援者サイドも大変であった。

氾濫した川の向こうは倉敷市か総社市で、高名な倉敷中央病院を始め、多くの病院が普通以上に稼働していたが、多くの住民が昼には被災した家の片付けを懸命にしていき、夜はようやく避難所に戻ったり、また、少なからずの人（要介護者）が地区外に避難したりするなかで、被災して真備に残った人の日常診療、避難所の夜の受診ニーズ、ボランティアに来てくれた人の健康状態を相談していくことに困難があった。災害対策本部・医療救護調整本部のある倉敷市内との往復も、限られた道の交通渋滞などで障害があり、暑い夏の熱中症の危険の中で、ペットボトルの飲料を懸命に配布し、被災された住民の健康管理に務めた。

## ■2019年　台風15号、19号災害

関東東北における非常に広いエリアが被災したこの災害では、基本的に医療職が夜に泊まらないことにした避難所も多くあった。多くの被害への対応は基本的に市町村案件であり、報道にも偏りがみられた。

そのなかでキャンナス清里の伊藤由紀恵さんがとった行動は、むしろ初期のキャンナスらしいやや無謀なものだった。発災後非常に早期に山梨の清里から突撃した結果、長野市古里小で活動することになった。地域リソース（救急病院など）の機能が残っている状況の避難所であり、保健医療における行政からのサプライはむしろ重装備ではなかった。最大避難所である豊野西小などは実績のあるＡＭＤＡが担って、キャンナスもその協力を得ながら活動した。

外部支援から地域リソースへの引き継ぎはどこでも困難があり、常に行政からのサプライと住民ニーズの間に乖離は生じてしまい、現場で活動するメンバーが心を痛めるところになる。どこの被災地活動でも、必ず被災住民と長く連絡を取り合うキャンナスメンバーが出て

くる。キャンナス清里代表の伊藤由紀恵さんもその一人である。キャンナスの活動は、常に被災住民に寄り添うものであったがゆえに、それをきっかけに、地域に根付いた新たな地域リソースとなっていく。

仙台出身、オーストラリアから戻り、石巻で震災特区として「一人」訪問看護をスタートさせ、それを足がかりに改めて基準に合致した訪問看護ステーションを立ち上げ、現在石巻の訪問看護を広く担っているのは、ぷりけあ訪問看護ステーションの佐々木（渡部）あかねさん。東日本大震災の支援を通じて知り合った男性と結ばれ、お子さんもできた。

神奈川からボランティアとして石巻の牡鹿半島にやってきて、キャンナスとして長く地域活動をされ、今は半島内で場所を変え、独自に運営されるようになって牡鹿に根付いているおらほの家のジョッピーみのるさん。遠く気仙沼にも度々足を運んでお手伝いもくださっていて、資金の獲得など苦労される点は非常に多いと思うが、ブレない活動、ブレない発信、すでに地域の展開に欠かせない取り組みであると思う。

前記したキャンナス熊本の山本智恵子さん。もともと訪問看護をされていながらキャンナス熊本を立ち上げ、そこに熊本地震が来てしまった。避難所、そして「テクノ仮設団地」のサポートをしながらも、素晴らしい才能である裁縫を生かし、主に重度障がい児・者がおしゃれを楽しめる機能的な衣服の開発・作製を行ってきた。訪問看護師、シーティングエンジニア、縫製士がタッグを組み、それぞれの視点で、機能性・デザイン性・利便性を併せ持った衣服のデザイン・作製・販売を手掛けて、実際の店舗もオープン。その他、思い出のある衣服をリメイクして作るエンディングドレス（死装束）のオーダー作製や、中絶児・死産児のためのエンジェルドレス（死装束）を大学医学部附属病院の産婦人科と共同開発をしているとのこと。この活動のための一般社団法人ＲｅＦＲＥＬ（りふれる）を立ち上げ、非常にユニークな活動として注目を集めている。

トリはもともと地元能登半島で、一貫して、訪問看護、栄養への取り組みを行ってきた中村悦子さん。住民として、地域リソースの重要メンバーとして、さらにボランティアベースの取り組みも包含して、むしろ満を持してキャンナスわじまを立ち上げた。現在、石川県輪島市のみんなの健康サロン「海凪」を運営、資格を保持した医療者が生活の中で生じるさまざまな困りごとを有償のボランティアサービスとして幅広く提供している。

生活として、仕事として、住民として、専門家として、地域で起こった災害、２００７年の「能登半島沖地震」での避難所対応の経験と、病院のＮＳＴ活動も含めた栄養支援の経験を東日本大震災時の気仙沼にも伝えてくれた。２０１１年夏の気仙沼市立病院ＮＳＴ立ち上げにも協力。

キャンナスボランティアを経て、それぞれの様々な道で、いろいろな取り組みをしている人もいる。たとえば、十時奈々さん。熊本地震でキャンナスボランティアとして益城の支援に関わり、西日本豪雨では真備の倉敷市災害ボランティアセンター救護班として、多くの住民やボランティアの健康ニーズの把握に尽力し、さらに災害アロマボランティアチームを発足、真備での活動を継続している。そして今は岡山県美作でコミュニティナースとして働く。

キャンナスボランティアの経験は、公的なベースになかったり、しばしば資金や物資に不足があったり、環境が不十分な場合もあったりするなかで、その批判的吟味と現場での徹底した論議とそのあとの自己研鑽も含めて、各人の大きな財産となり、全国世界各地の健康保持活動、平和と安全を等しく求める活動につながっている。

そして今、このコロナ禍で各地キャンナスは自らのエリアでの対応に追われている。各地医療現場の中で最も疲弊しているのは、都市周辺の救急医療の領域、さらに危機が拡大しようとしているのは、施設ケア、そして在宅領域である。

今後、コロナウイルス感染者がオーバーシュートしている首都圏では、コロナ関連の人が病院から在宅に戻ってくるだろう。また在宅からそのまま亡くなる人が出るかもしれない。

また施設で集団感染が起こった時、そこで静かに看てやがてお看取りしていかなくてはならないかもしれない。すでに一部では実際に起こっている。

そこで、冒頭の菅原さんの投稿に戻るのだ。

私たちは人びとの幸せな生活と穏やかで温かな最期を支えてきたはずである。現在の日本で、かつての外地での戦死のような状態で最期を迎えてもらっていいものか？　感染のリスクと少なからずある恐怖の中で、医療職も介護職も悩んでいる。「本人の意思と幸せ」を最も大切にしてきた在宅ケア業界の大きな試練の時である。私たちキャンナス（筆者はキャンナス山梨市副代表）は、これまでと異なる、十分な用意をもってリスクを最小限にし、しかしこれまでとまったく変わらず、温かい心と強い意志をもって、最も困っている人に寄り添っていきたい。

以前の本で筆者は「キャンナスとはムーブメントです」と書いた。

今ならどう書くか。

「キャンナスはマインド、キャンナスはパッション」、

いや、「キャンナスとは行動指針である」。

“Nurse can ○○”

自由な○○を実現しようとする力を「キャンナス」と呼ぶ。

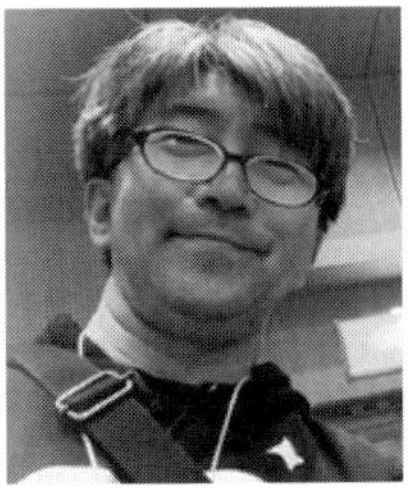

**ふるや・さとし●**１９６２年山梨県生まれ。87年自治医大卒。89年山梨県立中央病院で研修後、牧丘町立牧丘病院（当時）、92年塩山診療所を経て、２００６年山梨市立牧丘病院、08年より17年まで院長、現在同院医師、緩やかな多職種支援グループ「チームふるふる」隊長。

# できることをできる限りの力で挑戦し続けたい

オレンジホームケアクリニック院長　紅谷浩之

キャンナスは今や全国136か所を超える拠点で、地域に根ざした活動を展開されている。災害ボランティアをはじめ、制度の枠を超えた幅広い活動は、社会になくてはならない存在となっている。

代表である菅原由美さんとの出会いは8年ほど前にさかのぼる。ある講演会で一緒に登壇させていただく機会をいただいた。菅原さんの第一印象はパワフル、そして気遣いの人である。同行したスタッフが体調不良だったのだが、その後の食事会まで終始気を配っていただいた。菅原さんは、ときに過激な発言で波紋を呼ぶこともある。しかし、それは現状に言い訳をせず、目の前のニーズや課題に真摯に向き合い、応えようとする結果なのだと思う。心が強く優しくなければできない。

私は現在、福井市内で在宅医療のクリニックを運営するとともに、医療的ケア児の日中一時預かりを行っている。活動を始めたきっかけは、一人の男子高校生との出会いである。

彼は医療的ケアの必要な重症心身障害児で、卒業を間近に控えていた。母親に話を聞くと、卒業後は遠く離れた施設に預けて離れて暮らすか、自宅に引きこもり、母親が24時間介護を続けるかのどちらかだという。もっと前向きな選択肢はないか。いきおい、彼のためだけの居場所をつくることを決めた。

制度が整っておらず、経営的に難しかったのは言うまでもない。しかし、本人・家族はもとよりスタッフにも確実に笑顔が増えた。現在は30人近い医療的ケア児が通う場所となり、母親たちが、介護を離れて仕事に復帰するケースも増えている。地域に飛び込んでみて初めて見える真実がある。

できない理由を探すのは簡単かもしれない。しかし、目の前の「困った」に直面したとき、何とかしたいという気持ちは忘れずにいたい。結果は未来にしか存在しないからこそ、今できることをできる限りの力で挑戦し続けたいと思う。キャンナスはその楽しさや素晴らしさを教えてくれている。

2018年2月に福井県内を襲った記録的な豪雪では、菅原代表をはじめキャンナスの多くのメンバーに助けられた。「困った時はお互い様」がどんなにうれしかったことだろう。

人と人のつながりの大切さが改めて身にしみた。

日本はこれから、誰も経験したことのない超高齢社会を迎える。社会保障費の問題をはじめ、介護の担い手不足など多くの困難が予想される。しかし、キャンナスの活動に代表されるような、一人ひとりが相手のことを思いやる気持ちがあれば、必ず社会はよりよい方向へと進んでいけると信じている。「できないこと」より「できること」を探して、これからもキャンナスとともに歩んでいきたい。

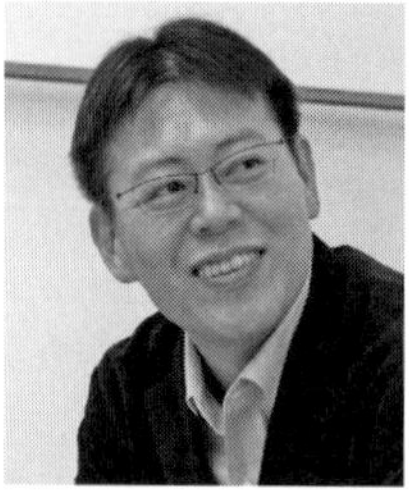

**べにや・ひろゆき**●オレンジホームケアクリニック院長。1976年、福井県福井市生まれ。福井医科大学を卒業後、救急・総合診療を中心に研修、その後在宅医療・地域医療経験、2011年福井県初の在宅医療専門クリニックを福井市内に開設。住み慣れた場所で幸せに自分らしく生きていくことを支えるため、地域づくり・まちづくりにも取り組んでいる。

第Ⅱ章

# キャンナス拠点が急増

浅川　澄一
野田真智子

# 1 なぜ各地で急増しているのか

キャンナスの拠点が全国で急激に増えている。

キャンナスとは、ボランティア活動をする訪問看護師たちのことである。看護師の菅原由美さんが名付けた。「ナース」（看護師）が、できる（キャン）ことをできる範囲内で取り組む。本人への看護・介護をはじめ、あらゆる生活の手助けを「家族の手」代わりに、ボランティア活動として行う。ただし無料ではない。活動の対価ではなく、あくまで心遣い・お礼として1時間1500円から3000円ほどのお金を頂く。有償ボランティアである。医療保険制度の枠外活動であり、介護保険の制度外でもある。

## ■広がるボランティア看護師たちの輪

12月に介護保険法が国会で成立したその年、1997年の3月22日に菅原さんが任意団体として「訪問ボランティアナースの会・キャンナス」の立ち上げを神奈川県藤沢市で呼びかけた。

藤沢市民会館で発会式と説明会を開いた。

同じ年に、菅原さん自身が藤沢市で「キャンナス湘南」を開設した。その後、湘南地区にキャンナスが次々できたので、「キャンナス藤沢」に名称変更し、各地のキャンナスの本部となる。

翌年に名乗りを上げた神奈川県座間市の「キャンナス県央」を第1号の地域キャンナスとする。次第に各地でキャンナスが知られだし、志に共感する看護師たちがポツポツと現れる。発足以来、「キャンナス湘南」を含め、２００７年までの11年間で21か所を数えるようになる。年間２か所のペースだった。

その後の5年間で34か所が新設され、年間6～7か所とペースが上がる。そして、２０１３年からの7年間で75か所も開設された。２０１９年までの5年間では60か所も新設された。１年間に平

〈キャンナス開設の歩み〉

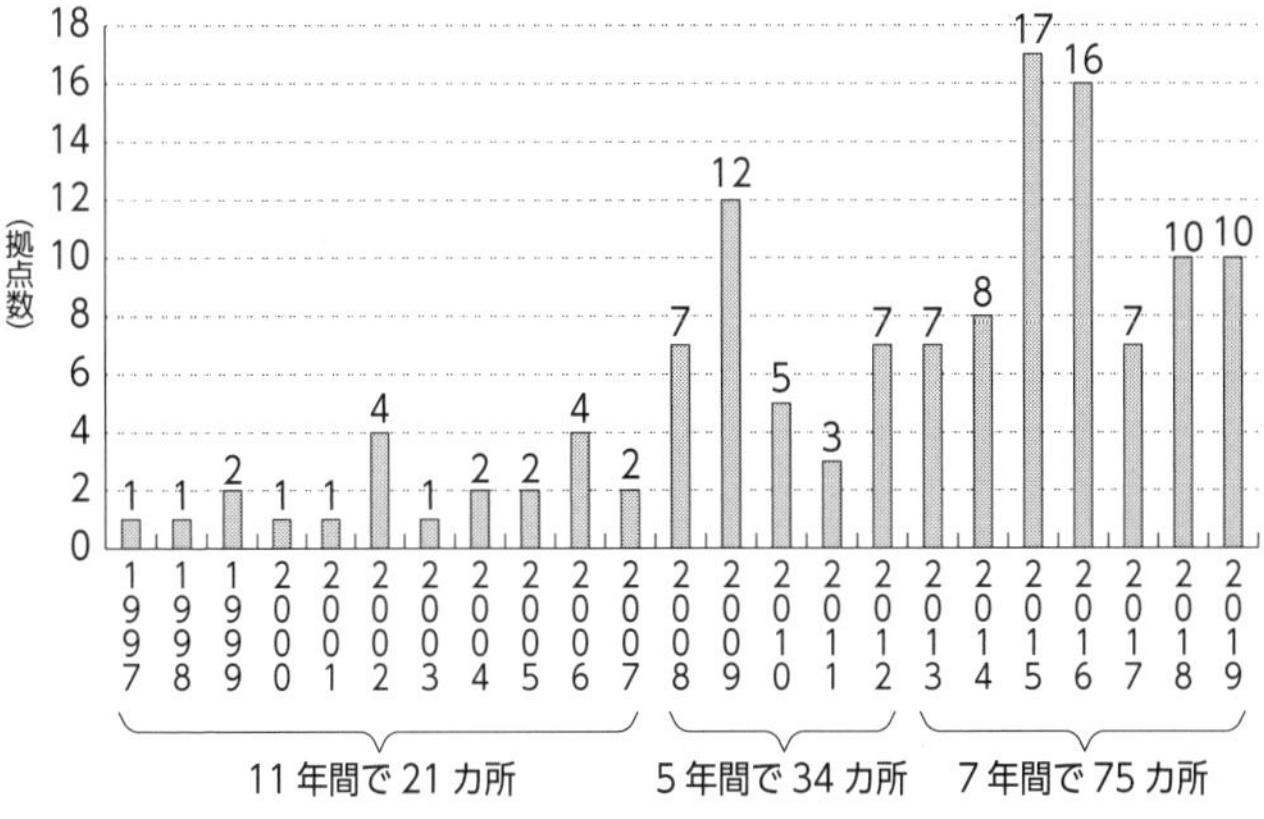

均12か所ものハイピッチとなる。これらを全部合わせると、2019年11月時点で全国に130か所まで広がった。

## ■時代がキャンナスに追いついた

訪問看護ステーションが医療保険で始まり、介護保険で拡充されたにもかかわらず、制度外のキャンナスが全国に急速に広がってきたのは、なぜなのか。

菅原さんが当初、想定したのは「潜在看護師」たちであった。妊娠や結婚、育児、パートナーの転勤などで医療機関を辞める看護師は多い。「休んでる間に仕事内容が変わった」と、なかなか再就職しない。そんな潜在看護師に着目した。仕事を休止している潜在看護師たちがキャンナスを立ち上げてほしいと講演などで呼びかけた。子育て中の看護師でも「サンダル履きで通える近所でなら活動できるはず。同じ町内の看護師が気軽に来てくれると思えば、利用者にはとても心強いと思う」と菅原さんは説いていた。

ところが、これまでの約25年を振り返ると、必ずしも潜在看護師が主役とはいえないことが明らかだ。いろいろな立場の看護師が各地で名乗りを上げてきた。

とりわけ、訪問看護ステーションの活動を十二分にこなしている人が、「もっと利用者の生活全体を看ないと」という思いを募らせて旗揚げするケースが増えている。目の前の困っている状況を見てしまうと「放っておけない」。「暮らし全体を手助けしないと」と思い始めると、制度内の活動では追いつかない。

やむにやまれずの気持ちが、制度外の活動として走り出す。その器としてキャンナスがぴったりはまるのだろう。

国が喧伝する「地域共生社会」のキーワードは「我が事」「丸ごと」である。実は20年以上前からキャンナスは、そのキーワードの実践者だった。やっと時代が追い付いてきたようだ。だが、それはまだ理念としてだけだ。

具体的な施策として、キャンナス活動を支える仕組みづくりには至っていない。

訪問看護や訪問診療などで自宅や施設でのケアが深化すればするほど、「普通の暮らし」を求める声は高まっていく。ましてや暮らしとかけ離れた日々を送らざるを得ない入院患者からの要望も強くなるだろう。

一方で医療保険や介護保険制度が財源難から縮減に向かおうとしている。利用者ニーズとのギャップは深まり、キャンナスの活動への期待は膨らむ。制度外のキャンナス活動の必要性はますます高まるだろう。

（浅川澄一）

# 2 「志」を形に、現場の取り組み

## キャンナス世田谷用賀　中嶋恵子さん

### 通学介助から深夜訪問まで。筋金入りの「おせっかい」

小学校の通信簿に「周りにおせっかいを焼き過ぎます」と先生に書かれ、注意された。「今、その通りのことをしています」と笑いながら話すのは「キャンナス世田谷用賀」（東京都世田谷区）の代表、中嶋恵子さん。

事務所の玄関には、キャンナスと「さくら訪問看護ステーション瀬田」の案内文字が並んでいる。このステーションの看護師は10人、理学療法士が13人、作業療法士は3人、と多くの専門職を抱える。

■在宅酸素に摘便、胃瘻…

２０１４年9月に設立したキャンナスは、中嶋さんと3人の看護師、それに１人の理学療法士で活動を始めた。訪問看護ステーションを立ち上げて6年後だった。訪問看護だけでは、患者たちの「普通の生活をしたい」願望に十分に応えられないと思っていた時に、キャンナスの存在を知った。

そもそも「患者さんの自宅での生活をきちんとみたい」と意を決して訪問看護を始めたのは52歳の時だった。専業主婦時代が14年あるので、病院勤務は通算約20年。正看護師となったのが46歳。紆余曲折の歩みを経て、在宅ケアへは「遅咲き」の参入だ。

それだけに中嶋さんのキャンナスへの思いは強い。頼まれればできるだけ応える。訪問看護や介護タクシーと同じ株式会社「ＮＫメ

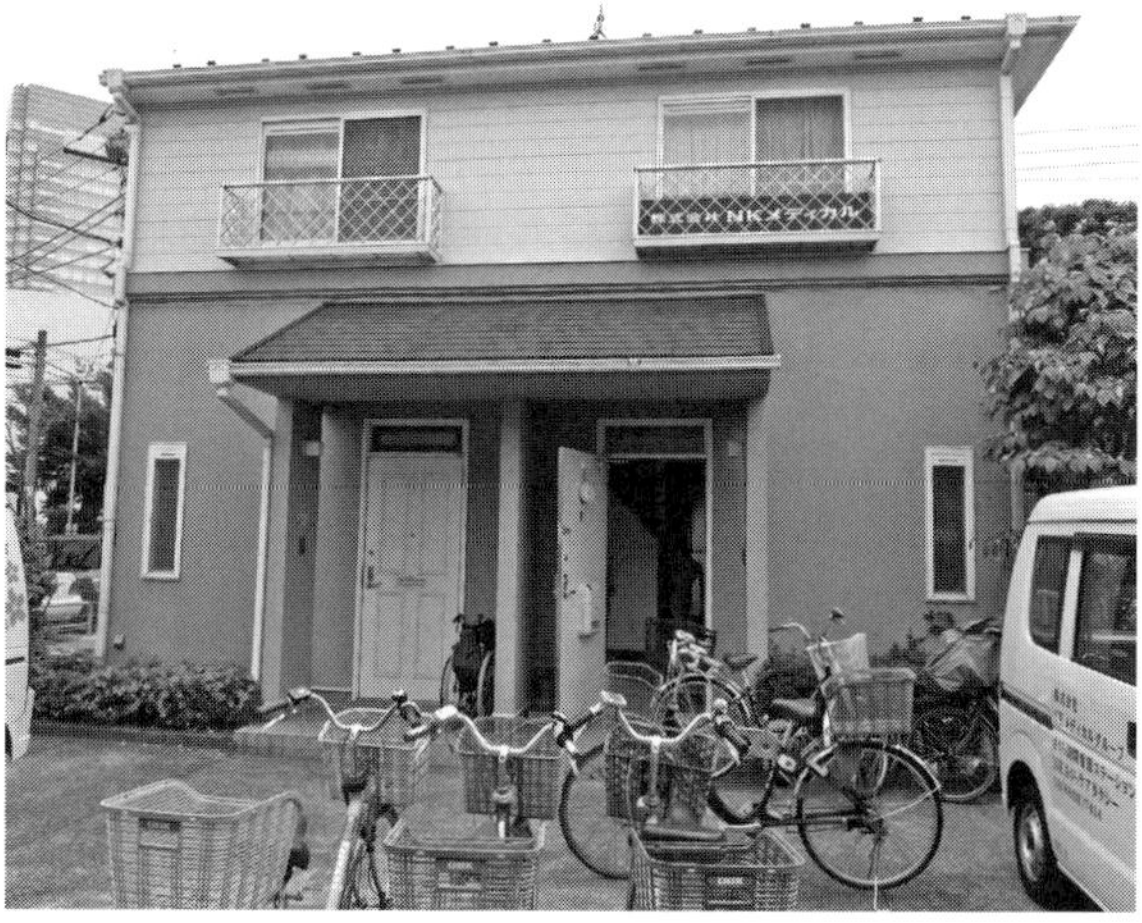


キャンナスと訪問看護ステーションが同じ建物にある

ディカル」での活動だが、キャンナスで動くのはほとんど社長の中嶋さんだ。

例えば、要介護5でほぼ寝たきりの母親を娘が介護している2人暮らしの家には、毎月3～4回はキャンナスの活動として赴く。普段は娘がつきっきりで介護に追われている。母親は在宅酸素を使い酸素マスクを手放せない。訪問診療医が月2回、ほかの事業所の訪問看護が週2回入っている。

娘が長時間の外出をする時に、中嶋さんが頼まれる。自分の歯の治療やペットの小鳥を伴いペットクリニックに出向く時だ。その外出中の3時間余りを「留守番をしながら、母親の酸素マスクが外れないように看ています」

母親が酸素マスクを外すそうとするからだ。シーツ交換や脚のマッサージ、それに汗をかいていれば、清拭にも入る。

在宅酸素の扱いがあるので、介護保険のヘルパーには頼めない。といって、訪問看護の業務としては、2時間から2時間半というのはあまりに長すぎて対応できない。そこでキャンナスの出番となるようだ。

1年間だけだったたが、特異な家庭の事情でケアマネジャーから頼まれたキャンナス活動もある。要介護の老夫妻と同居する2人の息子が共に精神障がい者の家族だった。長男は就労していたが欠勤しがちで、次男はコミュニケーションがほとんどとれない。

老妻はリューマチで、老夫には認知症がある。２人のケアプランを作るケアマネジャーから頼まれた。

「家族のための調理や掃除ができる人がいないのです。とても息子さんたちは難しい。といって、介護保険の家事援助としてヘルパーが入ろうにも、同居家族がいるという理由で自治体が認めてくれない。困っているので来てくれませんか」

そこで週2回赴き、2時間滞在して掃除や調理をこなした。1年後に夫は死亡し、妻は症状が進行。ケアマネジャーが交代したこともあり、中嶋さんへの依頼は打ち切られた。

時には意外な要望も舞い込む。親がショー

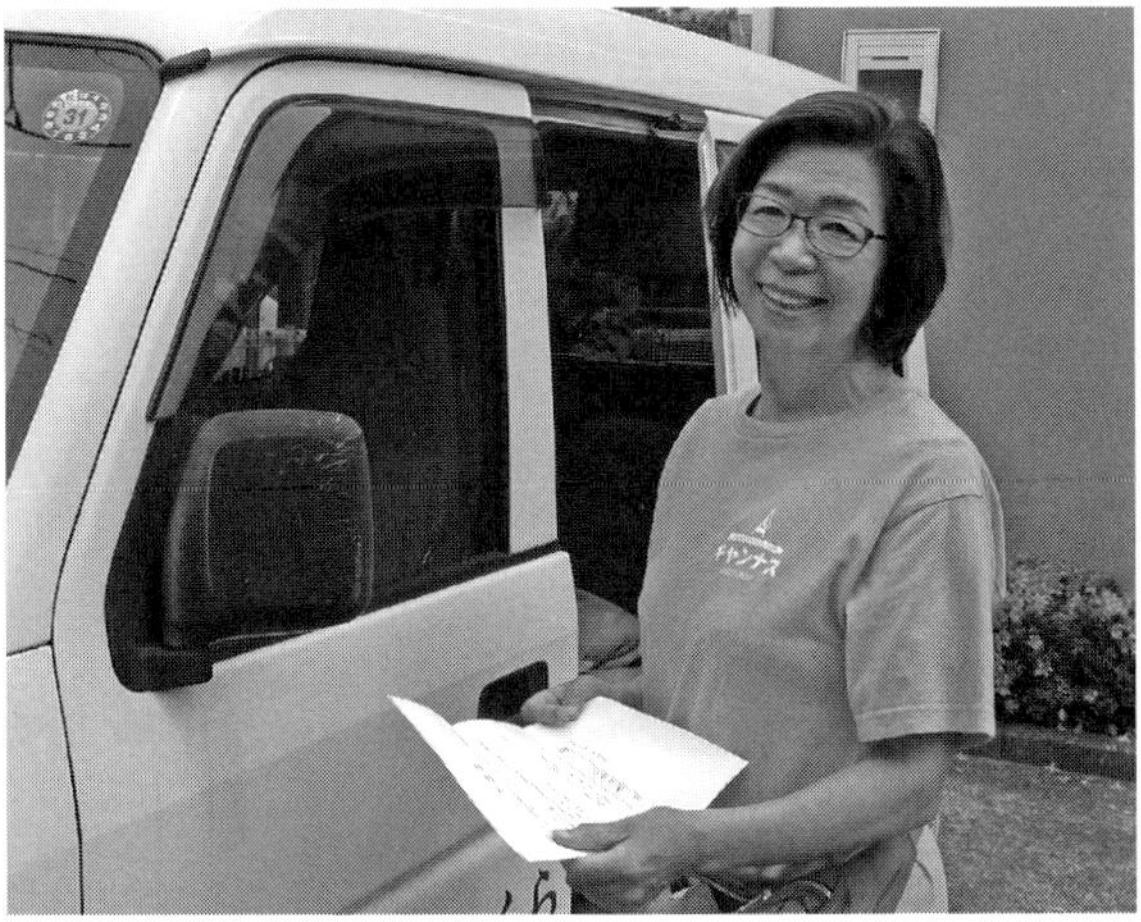

事務所から出て車に乗る中嶋さん

トステイを利用中の家族からだ。なんと「摘便をしてください」という依頼であった。その施設では、摘便は家族で、という決まりだという。家族の都合がつかない日に「キャンナス世田谷用賀」に連絡が来た。家族は「摘便は医療行為なので、看護師さんにお願いしないと」と話していた。

胃瘻の人への栄養注入だけを頼まれることもある。

有料老人ホームに入居している70歳代の女性は、毎月1回自宅に帰る。難病で要介護4。胃瘻を造設しており、帰宅した時も注入式のシリンジを使って朝昼晩の食事を摂る。1回あたり1時間半。「ご本人が夫に気を使い、世話をしてもらいたくないため、指名してきたようです」と中嶋さん。

## ■「深夜零時から」と指定され

特定の時間、それも深夜に来てほしい、と頼まれることも少なくない。父親と娘ががん末期の母親を介護している家族から話が来たのは4年前だった。「長く介護してきて、この数日は疲労困憊の状態になってしまった。夜の11時と朝5時に来てほしい」という依頼だった。

他社の訪問看護ステーションが定期的に訪問していたが、「深夜には行かれない」と断ったという。中嶋さんは指定された時間に訪れ、体温や血圧の測定からはじまり、マッサージやおむつ交換などを手掛け、1時間で終える。

痰の吸引のために、深夜零時からと指定されて、呼ばれることもある。100歳近い母親は脳梗塞の後遺症を抱え、要介護5。食事は腸瘻である。同居しているのは娘だけで、二人暮らしだ。

介護保険のヘルパーに加え自費でのヘルパー、3つの異なる訪問看護ステーションから、看護師が入れ替わり立ち代わり訪問している。それでも「キャンナス世田谷用賀」に依頼が来る。訪問看護ステーションがスタッフ不足と訪問先が遠いことを理由に深夜訪問を断ってきた。そのため娘から「深夜も痰の吸引をしてもらい、安心したい。とにかく30分でも母を看てほしい」と強く要請された。

## ■朝夕に小学生の送迎介助も

頼んでくるのは高齢者だけではない。重度障害児の小学生の通学の付き添いは週3日の毎朝である。自宅から少し離れた通りでバスを待ち、無事に乗るまで見守る。両親は共働き、登校時間前には不在なので、中嶋さんが駆け付けねばならない。

授業を終えた後、別の小学校の学童クラブに通うので、週に2日は中嶋さんがまた同じ場所でバスを待つ。午後2時過ぎにバスから車いす姿で降りてくる児童に声をかける。そして、車いすをゆっくり押しながら小学校に向かう。中嶋さんは、キャンナスカラーのピンク色のTシャツ姿なのでよく目立つ。

児童が少し声を出すと「今日はよく声が出るねぇ」と笑いながら話しかける。学童クラブの教室に入ると、水分補給のチューブで点滴をするのが中嶋さんの仕事である。姿勢がズレて吐くことがないか、しっかり全身を観察。1時間半ほど一緒に過ごす。「これからは、子どものケアを増やしていきたい。困っている家庭は多いはず」と中嶋さん。

前の晩に遅くまで高齢者の自宅を訪問し、

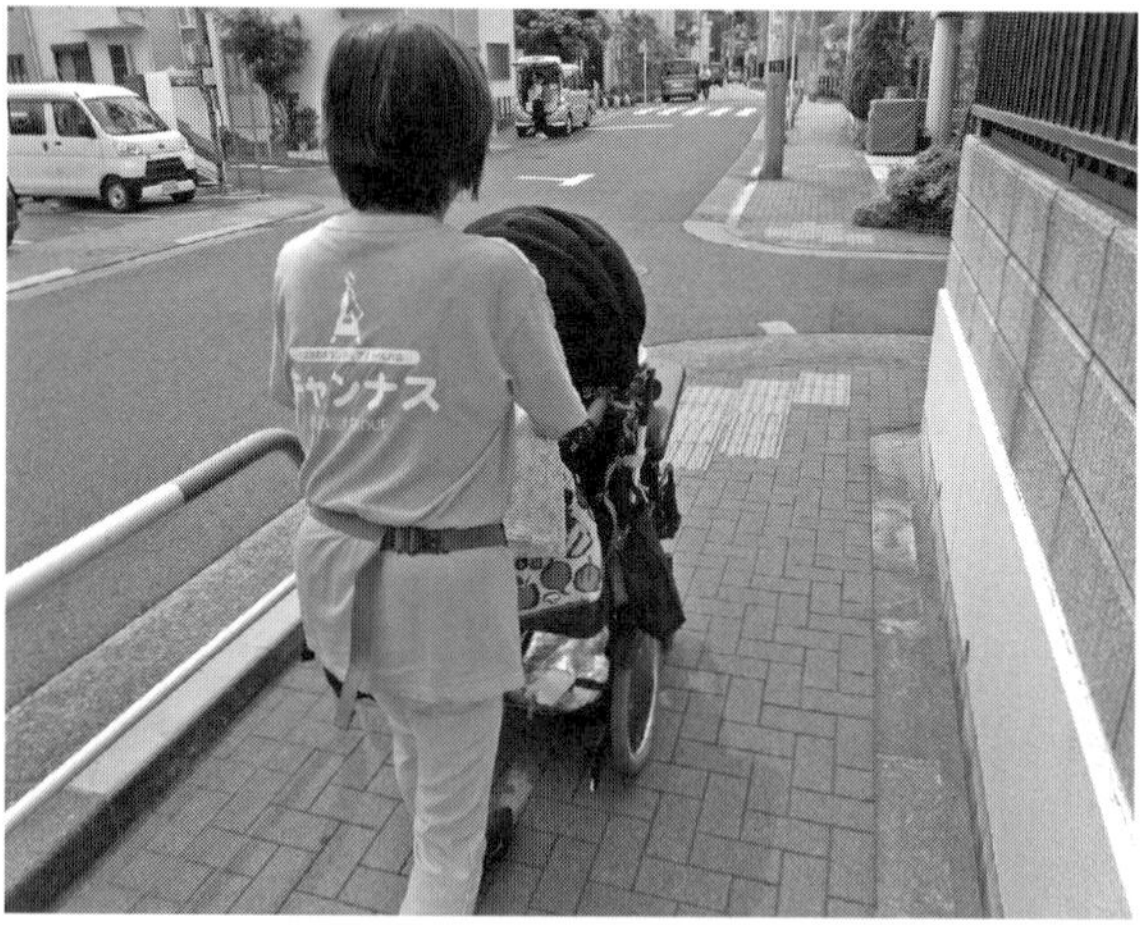

車いすの小学生と学童クラブまで同行する

翌日早朝には、この児童の家まで行く日もある。「おせっかい」の限度を超えているようにも見える。「患者さんは、お客様ではなく、家族の一員と考えています」という信念があるからだろう。

「キャンナス世田谷用賀」の利用料金は、家事支援であれば1時間で2000円。医療行為があると500円上乗せする。事前の登録料は3000円である。

訪問看護ステーションでの活動は、東京都内であれば地域係数が高いので約9000円になる。

（浅川澄一）

キャンナス高岡牧野　池尾深雪さん

## リハから買い物まで。介護保険の不足をカバー

「深呼吸してください」「はい、楽にしてください」「もう1回ですよ」――。

やさしく声をかけるのは理学療法士の茨木彰さん。椅子に座った男性高齢者の背後から、腰を両手で揉んでいる。クリームを塗り腰の張りを取る。茨木さんは、「キャンナス高岡牧野」（富山県高岡市）からやってきた。

### ■訪問看護のリハビリをキャンナスでも

マッサージをする直前には、男性の手を取り玄関先に出てゆっくり一緒に歩いていた。足元に注意しながら、一歩一歩の動きを手助けする。歩行訓練である。一連のリハビリは30分間続いた。

84歳の男性は、脳出血で左麻痺になり要介護4。車の運転中に突然発症し、ガードレールから危うく落ちそうになったという。左半身麻痺のため、左目の視力も弱い。

　男性が通って来ているのは、富山県射水市の小規模多機能型居宅介護（小多機）「ほりおか」。小多機は、「通い」と「訪問」、「宿泊」の3サービスを臨機応変にいつでも提供できる介護保険の在宅サービスだ。株式会社メディカルケア（富山県射水市）が運営している。同社の「メディカル訪問看護ステーション」から毎週火曜日に茨木さんが来訪し、リハビリを1時間実施している。

「でも、火曜の1時間では足りないのです」とメディカルケアの代表取締役、池尾深雪さん。「もっとリハビリ時間が長くなれば、確実に体が動くようになると思います。といっても、小多機と福祉用具の利用で、介護保険の限度額はいっぱい。ですから、週1回しか訪問看護は利用できません」と内情を明かす。

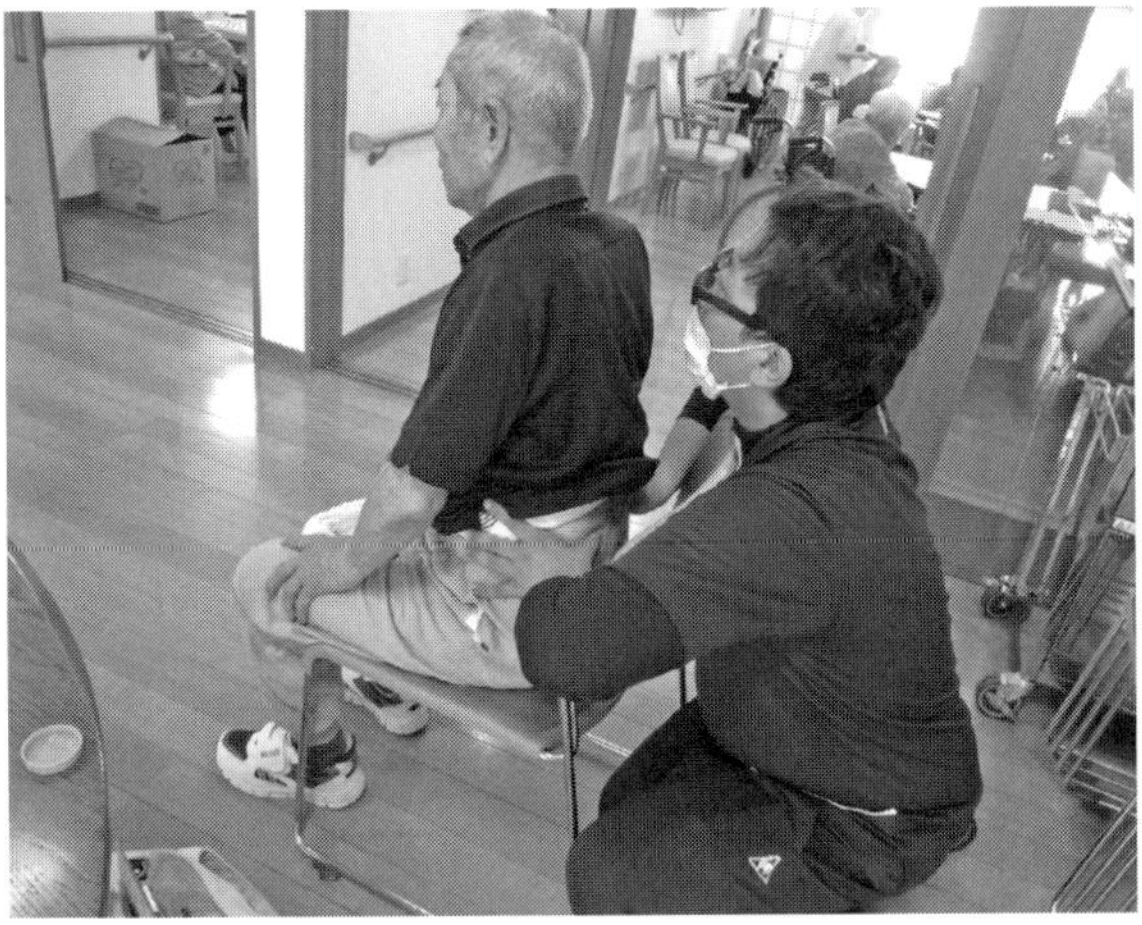

理学療法士の茨木彰さんが小多機の利用者の腰にクリームを塗りマッサージ

そこで、考えた。引き出した答えは、キャンナスの出番である。金曜にキャンナスからリハビリに入る。火曜の介護保険の訪問看護と同じサービスを行う。

2カ月ほど前から始め、効果は大きいという。当初は、左脚がなかなか上がらないため、ほぼすり足状態だった。足首にむくみも出ていた。

それが2019年6月末の時点では、ゆっくりだが確実に歩くことができるようになった。「プロの力は大きいと改めて感じています」と、池尾さん。この回復ぶりだと、次の要介護認定時には、「要介護2になる可能性が高い」とみている。

では、火曜と金曜の費用はどうなっているのだろうか。

同じサービス内容なのに、その費用は大違い

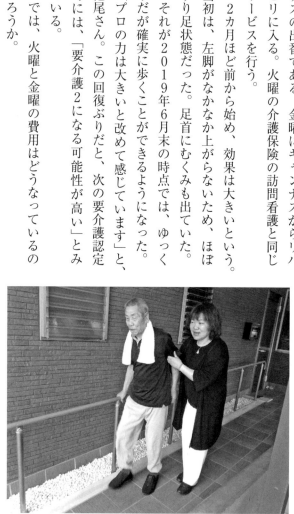

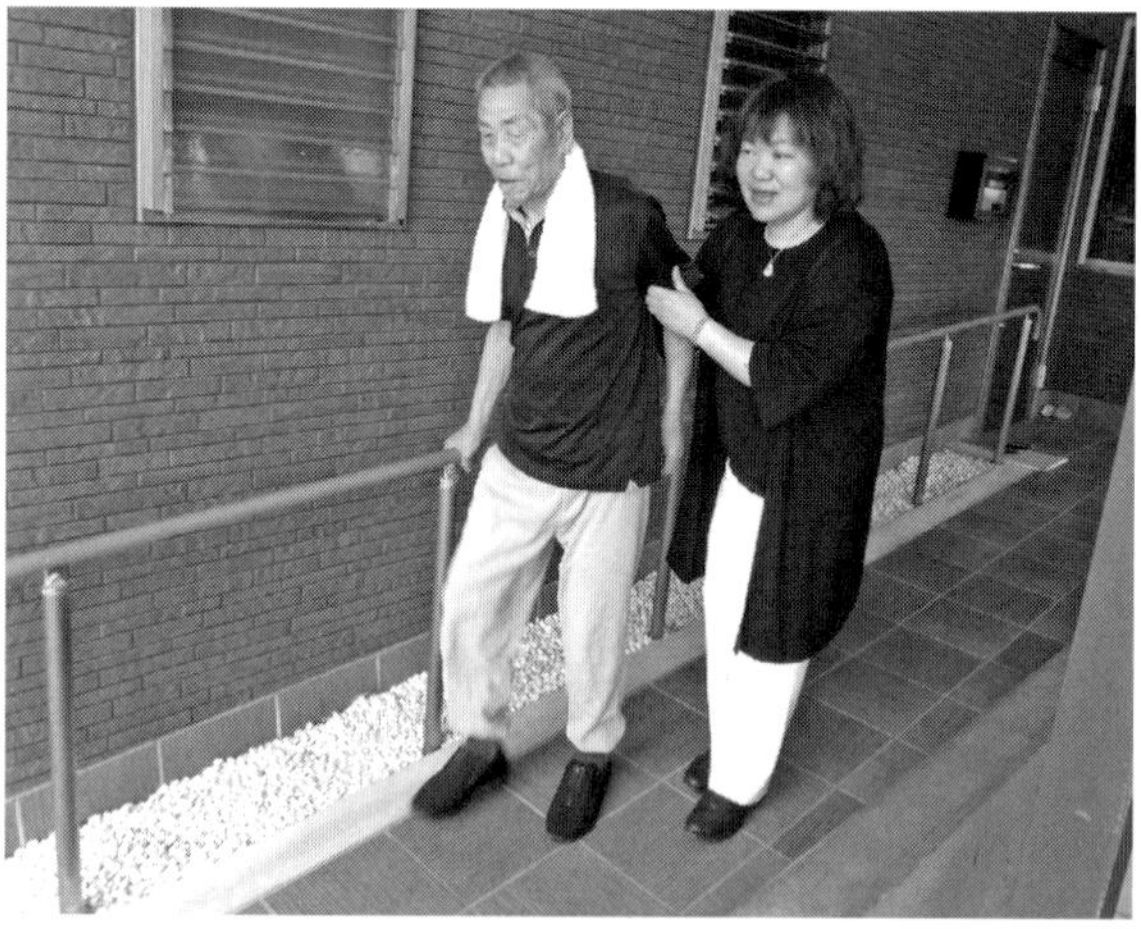

入居者の歩行訓練をする池尾深雪さん

だ。介護保険の訪問看護では、1時間592単位、すなわち5920円かかる。一方、「キャンナス高岡牧野」では、どのようなサービスでも1時間1200円と決めている。5倍近い差が出てしまう。メディカルケアにとって、この収入差は大きい。本来なら、5920円の収入になるのに、キャンナスとして動くとはるかに下回ってしまう。

介護保険制度では利用者は原則、1割の負担でいい。したがって、男性の支払いは600円弱となる。キャンナスは独自事業だから1200円の支払いだ。

だが、メディカルケアは、金曜のキャンナスの稼働時間を1時間でなく30分にしている。これだと男性は600円の支払いとなり、介護保険での支払いとほとんど変わらない。

## 依頼は地域包括からも

キャンナスで定期的に訪問している高齢者はあと2人いる。

一人は要支援2の82歳の女性である。心疾患を抱えながら一人で暮らす。別の訪問介護事業所のヘルパーが週2回、家事支援に入っているが、キャンナスも週1回、30分の訪問をしている。

「ショートステイに入居する前に、必要な荷物をまとめたり、買い物に同行することもあります。薬の管理も頼まれます」と池尾さん。

もう一人は、やはり一人暮らしで要支援2の人だ。介護保険を利用していない。月に2回ほど訪問して、商店街への買い物に同行する。この2人への支援活動は、いずれも地域包括支援センターから依頼されたという。


ほかにも1回限りだけの訪問をよく頼まれる。入院患者の退院時に自宅までの同行もある。病院内のメディカルソーシャルワーカー（ＭＳＷ）から呼ばれる。地域の訪問看護ステーションに頼んでもコストが合わないので断られるため、キャンナスに依頼がくるという。

「キャンナス高岡牧野」の立ち上げは２０１７年8月。まだ3年足らずで日は浅い。

池尾さんは、富山県立総合衛生学院を卒業して看護師に。総合病院や老人保健施設を経て、訪問介護などを手がける在宅サービスの事業者に１９９９年に転職した。その翌年から始まる介護保険制度を前に、新たに介護事業を立ち上げる責任者として任された。

その会社で、訪問介護をはじめデイサービス、ケアマネジャー事業所などを次々手がけ、「30歳で部下を50人も抱える仕事をしていました」。そして7年後の２００６年9月に、自身で「メディカルケア」を創設し、出身地の射水市をはじめ高岡、氷見《ひみ》、砺波《となみ》の各市など富山県西部地域で介護保険サービスを手広く展開するようになった。

## ■「小多機」を5か所も開設

富山県の介護事業といえば、看護師の惣万《そうまん》佳代子さんが始めた「富山型デイサービス」が全国的に名高い。だが、池尾さんはデイサービスではなく、小多機こそが高齢者にとって利用しやすく、在宅サービスの本命になると考えていた。

小多機の第1号を07年4月に氷見市で開設したのを皮切りに、次々展開し、5か所に広げた。小多機は、厚労省が推進している割に全国的には浸透しているとは言い難い。そのなかで、看護師主導で5か所まで開設したのは極めて珍しい。富山県小規模多機能型居宅介護事業者連絡協議会の発起人となり、現在、副会長に就いている。

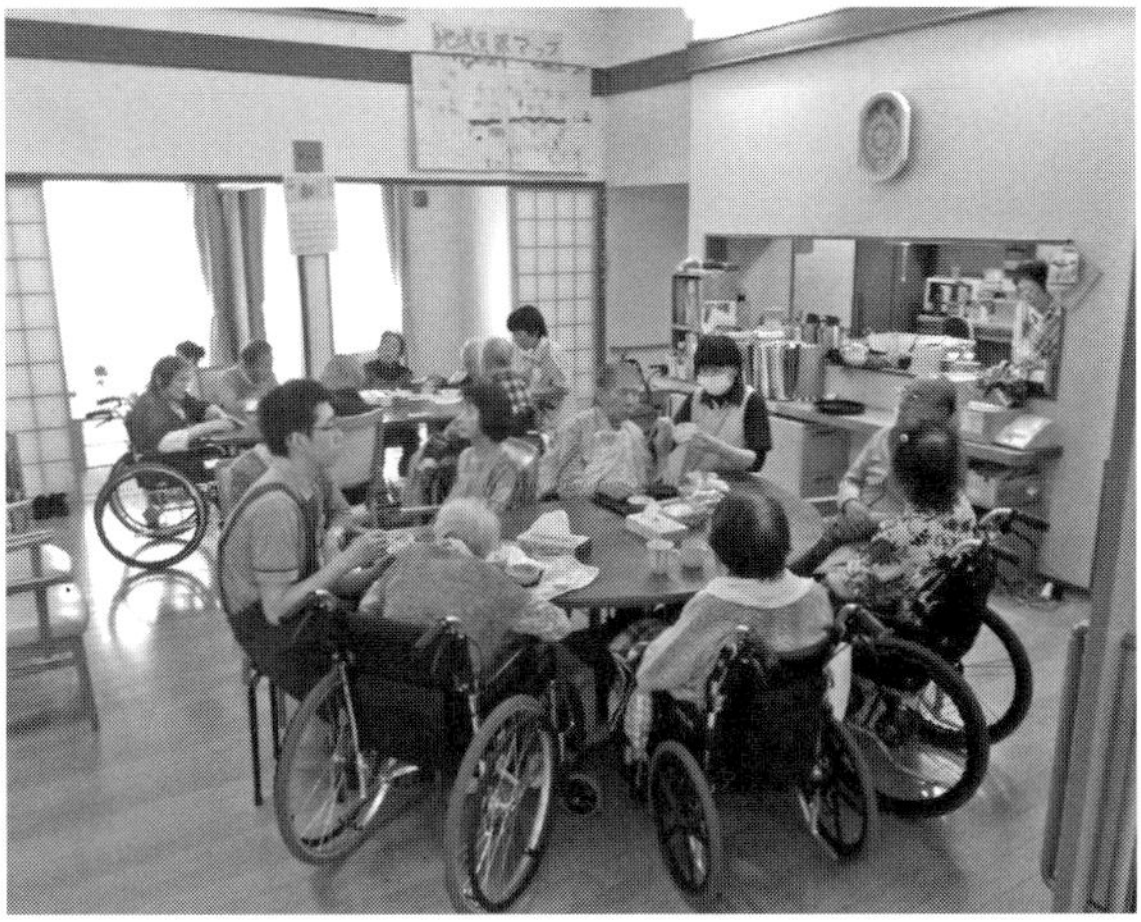

射水市の小多機「ほりおか」で

手がけた小多機のうち3か所はグループホームと併設である。住宅型有料老人ホームも2か所で建設・運営している。そして、訪問看護ステーションは12年に始め、同ステーションやケアマネ事業所、訪問介護事業所、地域交流センターなどを併設した「ライフサポートセンター」を17年、高岡市に建てた。「キャンナス高岡牧野」はその建物内に事務所を構えている。

今では、富山県内に8か所、13の介護保険サービス事業を運営。これにキャンナスの活動が加わっている。利用者総数は約250人に上り、社員もほぼ同数の規模に達しているという。

わずか13年間でこれだけ事業を拡大させた経営手腕は相当なものだ。池尾さんは、看護

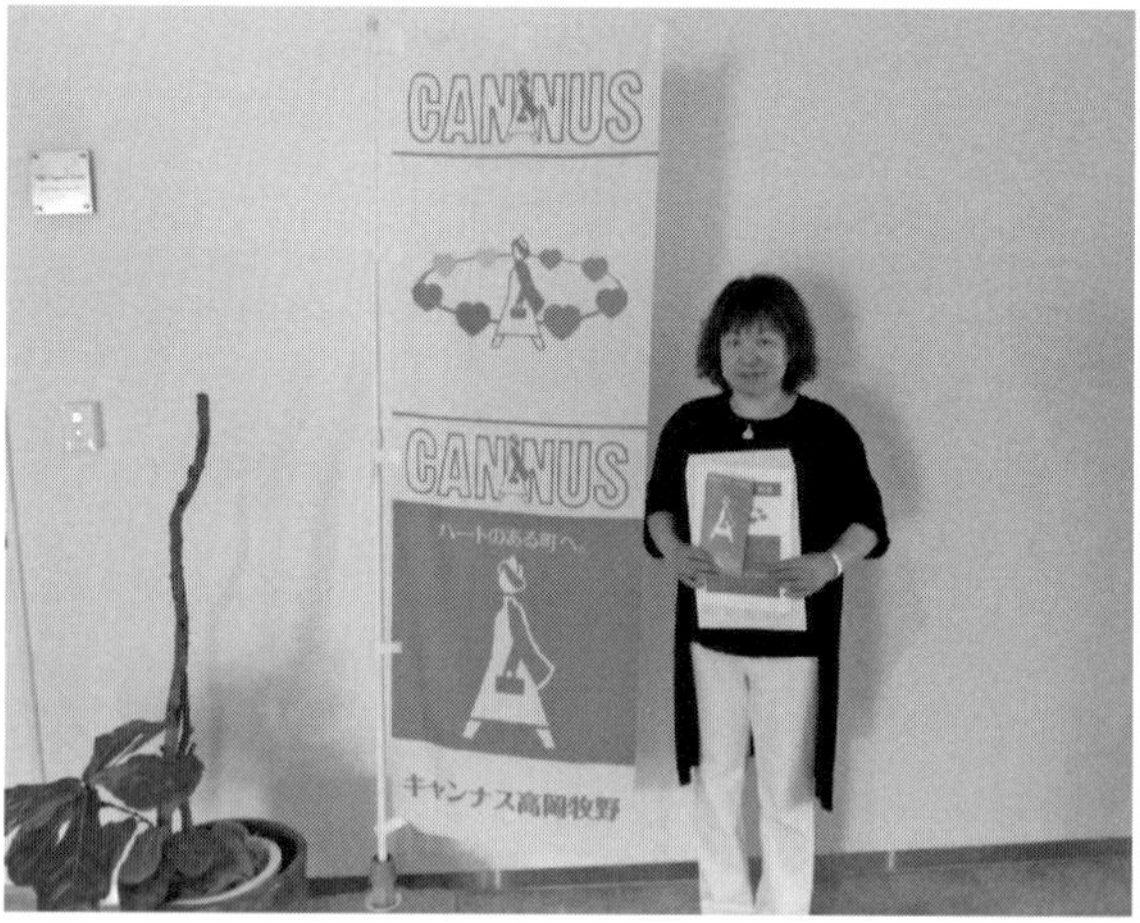

高岡市の「ライフサポートセンター」にキャンナスの事務所がある

師でケアマネジャーでもあるが、今や総合介護事業会社の創業経営者と呼ばれるのも当然だろう。

（浅川澄一）

キャンナスわじま

中村悦子さん

## カフェや保健室も。社会福祉法人とともに

34年勤めていた病院での看護師勤務を55歳のときに辞めた。以来、活動分野を地域住民全体に広げた。高齢者向けの健康相談や「居場所」づくりに取り組むのが中村悦子さん。「長年、病院で訪問看護を続けてきました。でも、患者さんの要望と介護保険や医療保険の制度との間にはかなりの隙間があると痛感していました。制度上はできないけれど、暮らしには必要なことがたくさんある。私はその隙間を埋めたかった」

### ■入院患者の一時帰宅を支援

人口約3万人、高齢化率が約43％と高い典型的な地方都市、石川県輪島市。古くからの日本海航路の要衝の地であり、漁業と輪島塗の漆器生産で全国的に知られていた。観光客は来るが、活気ある街とは言い難い。キャンナスわじま中村悦子さん

中村さんは、２０１５年に市立輪島病院を退職するとともに、「キャンナスわじま」の発

会式を行った。要望が多いのは入院患者からの外出の手助けである。保険制度では認められていない。

　この春も、輪島病院に入院を続けていたがん末期の85歳の高齢者の一時帰宅を支えた。同病院のメディカルソーシャルワーカー（ＭＳＷ）から連絡があった。「本人が自宅に帰りたいと望んでいましたし、家族も最期に家を見せてあげたいと話していました」。

　家族が手配した介護タクシーに本人は車いすのまま乗り込み、中村さんが同乗。輪島市から自宅のある能登町まで1時間余

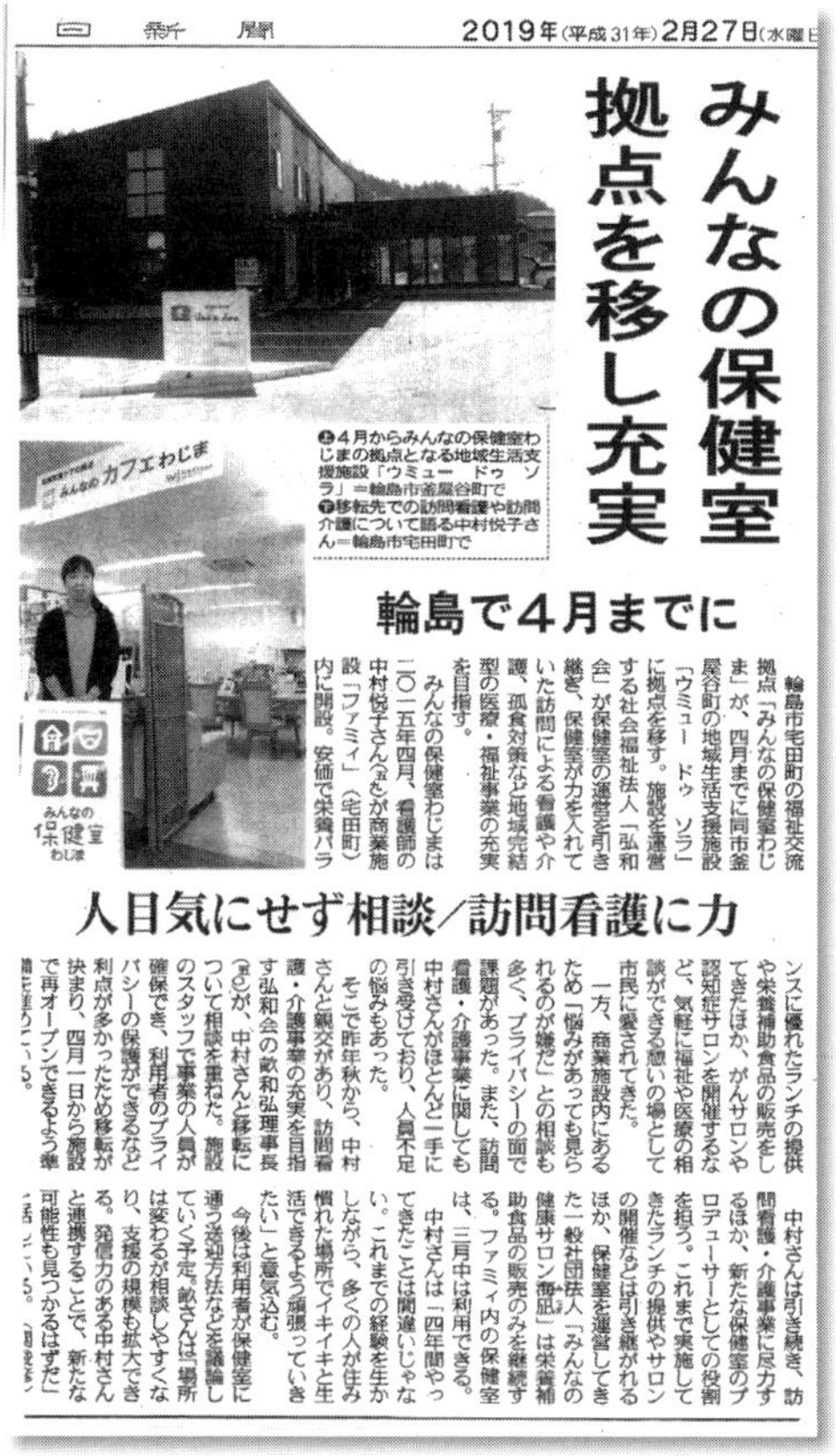
日新聞　2019年(平成31年)2月27日(水曜日)

みんなの保健室
拠点を移し充実

輪島で4月までに



㊤4月からみんなの保健室わじまの拠点となる地域生活支援施設「ウミュー　ドゥ　ソラ」＝輪島市釜屋谷町で
㊦移転先での訪問看護や訪問介護について語る中村悦子さん＝輪島市宅田町で

　輪島市宅田町の福祉交流拠点「みんなの保健室わじま」が、四月までに同市釜屋谷町の地域生活支援施設「ウミュー　ドゥ　ソラ」に拠点を移す。施設を運営する社会福祉法人「弘和会」が保健室の運営を引き継ぎ、保健室が力を入れていた訪問による看護や介護、孤食対策など地域完結型の医療・福祉事業の充実を目指す。

　みんなの保健室わじまは二〇一五年四月、看護師の中村悦子さん（[illegible]）が商業施設「ファミィ」（宅田町）内に開設。安価で栄養バランスに優れたランチの提供や栄養補助食品の販売をしてきたほか、がんサロンや認知症サロンを開催するなど、気軽に福祉や医療の相談ができる憩いの場として市民に愛されてきた。

人目気にせず相談／訪問看護に力

　一方、商業施設内にあるため「悩みがあっても見られるのが嫌だ」との相談も多く、プライバシーの面で課題があった。また、訪問看護・介護事業に関しても中村さんがほとんど一手に引き受けており、人員不足の悩みもあった。

　そこで昨年秋から、中村さんと親交があり、訪問看護・介護事業の充実を目指す弘和会の畝和弘理事長（[illegible]）が、中村さんと移転について相談を重ねた。施設のスタッフで事業の人員が確保でき、利用者のプライバシーの保護ができるなど利点が多かったため移転が決まり、四月一日から施設で再オープンできるよう準[illegible]る。

　中村さんは引き続き、訪問看護・介護事業に尽力するほか、新たな保健室のプロデューサーとしての役割を担う。これまで実施してきたランチの提供やサロンの開催などは引き継がれるほか、保健室を運営してきた一般社団法人「みんなの健康サロン海凪」は栄養補助食品の販売のみを継続する。ファミィ内の保健室は、三月中は利用できる。

　中村さんは「四年間やってきたことは間違いじゃない。これまでの経験を生かしながら、多くの人が住み慣れた場所でイキイキと生活できるよう頑張っていきたい」と意気込む。

　今後は利用者が保健室に通う送迎方法などを議論していく予定。畝さんは「場所は変わるが相談しやすくなり、支援の規模も拡大できる。発信力のある中村さんと連携することで、新たな可能性も見つかるはずだ」と[illegible]る。（[illegible]）

中日新聞（能登版）2019年2月27日

りかかった。その時間内なら座位を保持できると中村さんは判断した。車中では水分補給などに気を遣い、見守りを続けた。

自宅に着くと、寝室のベッドで休む。2時間余りの滞在時間のなかで、真っ先にしたのは仏壇へのお参りだった。にこやかな表情で家族との話が続いた。無事に一時帰宅を終えると、1週間後に亡くなったという。

やはり入院患者からの要望で、法事が営まれる自宅への一時帰宅も実現させた。両親が亡くなって22年。入院中に着ていたパジャマから礼服への着替えを手伝い、車いすで福祉車両に同乗した。

病院に帰ってくるまで3時間かかった。キャンナス活動は1時間1600円と設定しているので、4800円となった。

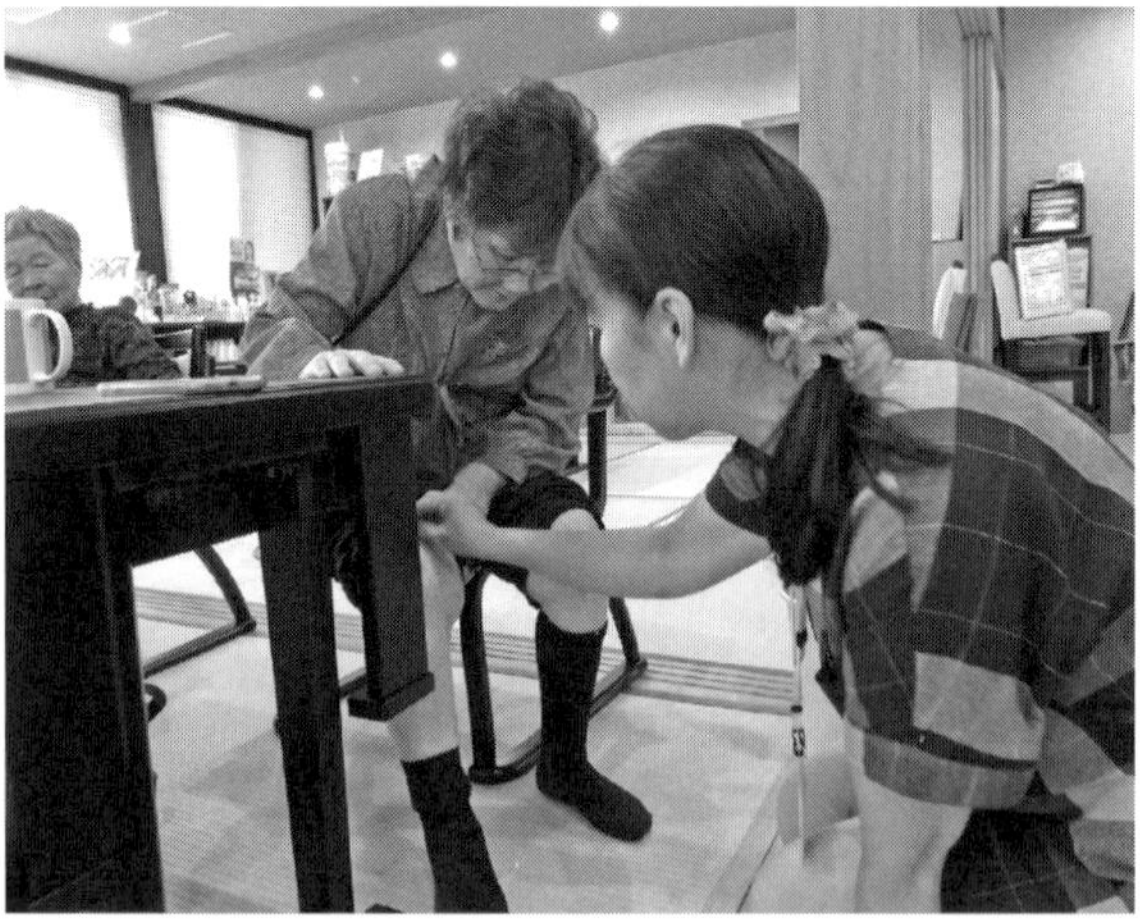

カフェに来た利用者の膝を看て、手当てする

なかには「入院している父親に海を見せたい」という家族の依頼に応えたこともある。80歳の男性だった。痰の吸引が欠かせない。バッテリー付きの吸引器を車に持ち込んで中村さんが隣に座った。

息子がマイカーを運転し、娘も乗り込んだ。輪島市の有名な観光名所、白米町の棚田、白米千枚田まで出かけた。小さな田が幾重にも重なり海岸まで緩やかに下る絶景である。稲穂の先に広がる海を見渡すことができる。痰の吸引は、「幸い、目的地に着いたときに1回だけでした」。約1時間で病院に戻ってきた。

## ■障がい児の外泊支援も

外出支援の延長で外泊の支援もある。

2019年6月、小学生の合宿先に出かけた。金沢市の小学校6年生が、富山湾を望む石川県立能登少年自然の家（能登町）で2泊3日を過ごすことになり、参加する障がい児の見守りを頼まれた。

難病の脊髄性筋萎縮症を患う女生徒である。マスク型の人工呼吸器を付け、常に車いすで行動している。

いつも介助に来ている金沢市の訪問看護ステーションの訪問看護師が日中は付き添う。だが、夜間には休む。「その時間のケアをお願い」と、この事業者から連絡があったという。夕方6時から朝9時まで、2日続けての夜勤となる。移動や排泄の援助、着替えや歯磨き、洗顔などを手伝う。そこで、中村さんは旧知の、近くのキャンナスに手を貸してもらうことにした。富山県高岡市にある「キャンナス高岡野村」代表の長守加代子さんである。最初の日に中村さんが対応し、翌日は勤務を終えた長守さんが、高岡から駆けつけた。

公立小学校の課外授業であるにもかかわらず、学校としては参加者の生活環境を整えるまでは手が回らないらしい。これも、中村さんが指摘する「制度の隙間」ということになる。

近くで、別のキャンナスが活動していたからよかった。常日頃、付き合いがあるキャンナスならではの連携だった。各地のキャンナスがお互いの活動を伝えあい、親睦を深めていれば、同様のチームプレイが全国で実現できそうだ。

そして、中村さんの活動は外への訪問だけではない。

中村さんの「本職」、訪問看護ステーションは運営基準ぎりぎりの3人の看護師が担う。もちろん主役は中村さん。訪問先は16人で、うち精神障がい者が4人。

中村さんの事務所は、2階建ての真新しい建物、「ウミュードゥソラ」の1階。「みんなのカフェわじま」と「みんなの保健室わじま」、それに健康食品などの販売コーナーもある。そして、中村さんは、この訪問看護ステーションの管理者であり、カフェや保健室も管理し、「キャンナスわじま」の代表でもある。

## ■地元の社会福祉法人と連携

「ウミュードゥ　ソラ」は、地元の社会福祉法人、弘和会（畝《うね》和弘理事長）が18年3月に開設した地域生活支援の拠点。2階に障がい者のグループホームとショートステイの居室や食堂などがある。中村さんは19年4月から、この社会福祉法人に所属することになった。

カウンター付きのキッチンの前に、4人がけのテーブル席がずらりと並ぶカフェは、なかなか広くてゆとりがある。昼前から地域の高齢者が三々五々集まってきて、だんらんの

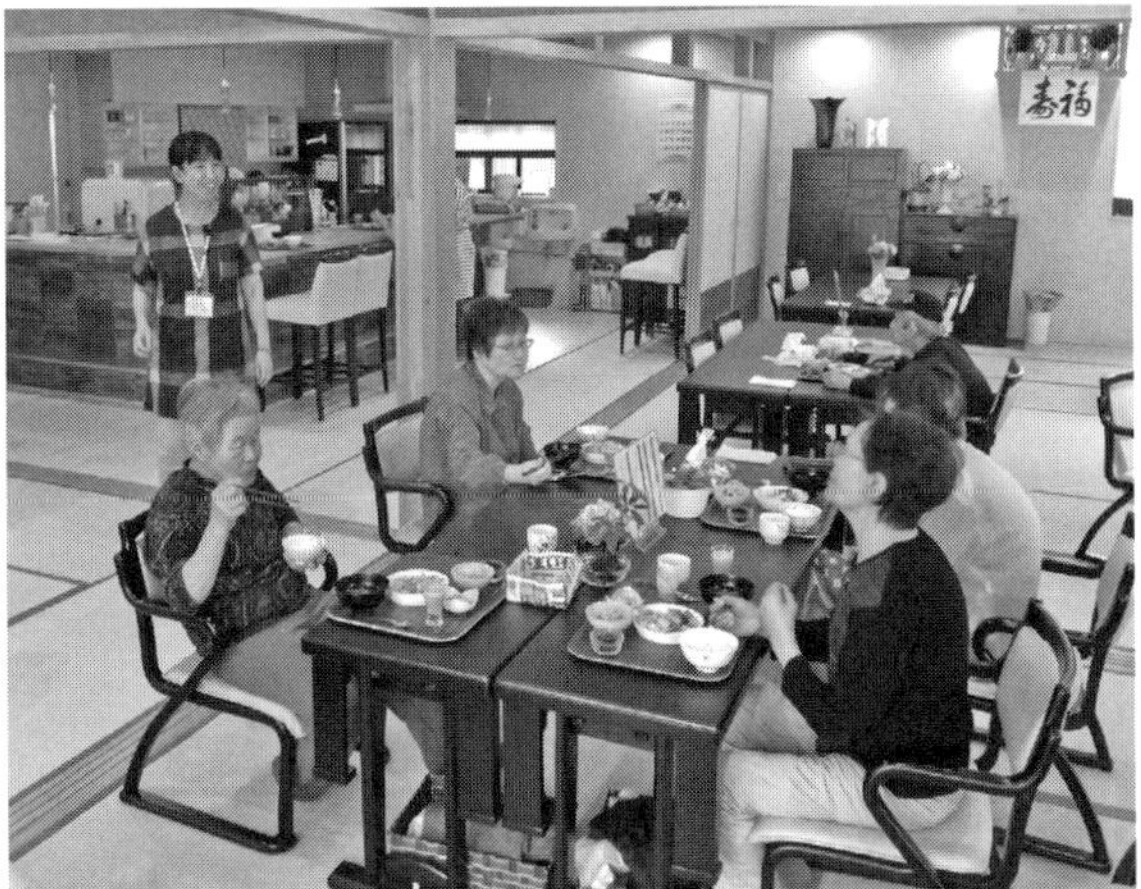

「みんなのカフェわじま」でランチを摂る訪問者に声をかける

花を咲かせる。

この日は、やってきた参加者の一人が「膝の具合がおかしい」と中村さんに声をかける。と、中村さんは腰を下ろして両足を手で触り確認した後、薬を取りに行った。こうした看護活動は、いつものことのようだ。

ここはカフェでもあり、地域交流スペースでもある。チラシに書かれた予定表を見ると、11時からのずんどこ体操や14時からの100歳体操、週1回の革細工教室などのメニューが並ぶ。

「みんなの保健室」は中村さんの宿願だった。JR福井駅前の商店街にある「みんなの保健室」からののれん分けである。在宅医療専門クリニック「オレンジホームケアクリニック」（福井市）を開業した紅谷《べにや》浩之医師が、「気軽に健康相談できる場」として立ち上げた。中村さんが「これこそ私が目指していたこと」と共鳴し、同じ名称とした。

こうして、「居場所をつくりたい」という中村さんの念願が実を結んでいく。

4年前に、病院を退職してキャンナスや保健室、カフェなどの事業を始めたときは、近くのショッピングセンター「ファミイ」内で活動していた。保健室では、住民の健康相談を受けるほかに、栄養補助食品の販売や認知症サロン、がんサロンも開催。福祉や医療の全般にわたって対応している。

これらの事業は、中村さんが設立した一般社団法人「みんなの健康サロン海み凪なぎ」が19年3月まで運営していた。訪問看護も、17年11月に「訪問看護ステーションあわら」（石川県羽咋市）の「輪島出張所みなぎ」として始めていた。

それが、19年4月に体制を一新。「ファミイ」での活動をすべて「ウミュー ドゥ ソラ」に移転させた。同時に、キャンナスと物品販売だけを残して、他の活動は弘和会の所属となった。1階が地域交流スペースだったが、広さに余裕があったこともあり、中村さんの事業をそのまま引き継ぐかたちになったのである。

（浅川澄一）

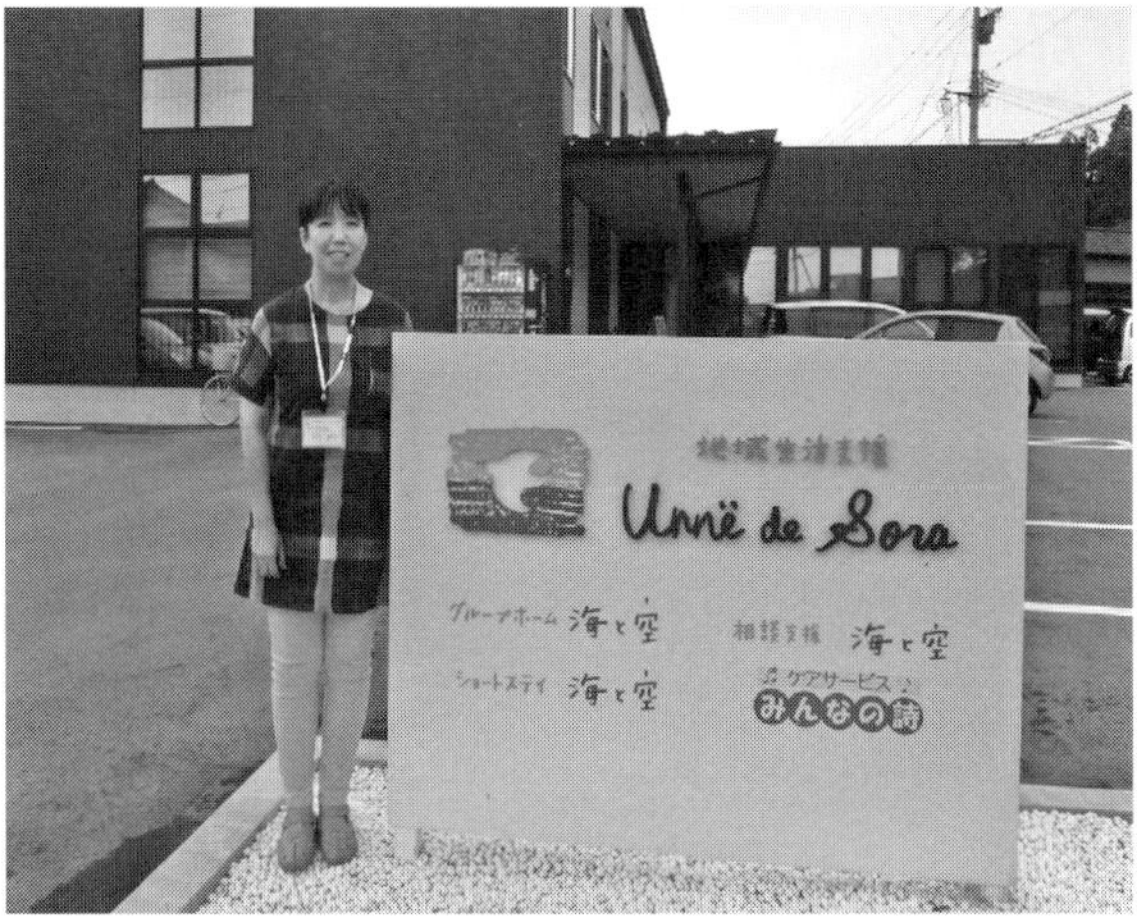


多目的施設「ウミュー　ド　ソラ」の前で中村さん

キャンナス加賀山中

安實典子さん

## 訪問看護より多い、キャンナス活動

各地の拠点でキャンナスの活動を始めた動機を尋ねると、「目の前で起きていることを放っておけない」「見てられないから」という声をよく聞く。そして「気持ちが自然にその人に向かい、体が動いてしまう」。そのような看護師たちが少なくない。困っている人の身になって、すぐに行動を起こしてしまう。

石川県の山中温泉近くに安實《あんじつ》典子さんを訪ね、話を聞いているうちに「まさにその一人ではないか」と確信させられた。

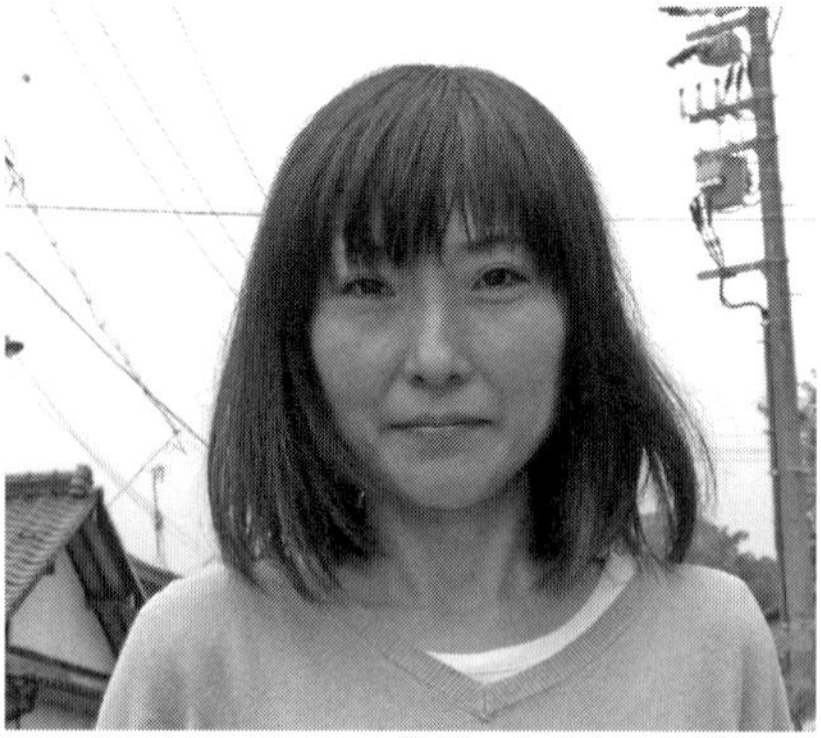

### ■ワンコインで「入浴介助」

「キャンナス加賀山中」の事務所は、安實さんの親が住んでいた家である。その風呂場を使い、1回わずか500円で入浴サービスを始めた。利用者の自宅に迎えに行き、1時間近くかけての入浴介助である。4人もの利用者がいるという。

あまりにも安い。なぜ、ワンコインで入浴サービスを始めたのか。

「だって、この温泉町では『総湯』がその料金ですから」と、あっさり答えが返ってきた。総湯とは、北陸地方の温泉地にある共同湯のこと。温泉地の住民は、ほとんど自宅に風呂を持たない。地域内の温泉の共同湯を、行きつけの銭湯のように利用しているという。近くの山代温泉や片山津温泉などの温泉地でも、こうした総湯が日常生活に溶け込んでいる。「キャンナス加賀山中」にやってくる利用者は、総湯に来たつもりだ。介助サービスを受けながらでも同じだろう。そのため、総湯と同じ料金に設定したというのは、利用者本位そのものの発想だろう。コスト意識を拭ってしまった。

きっかけは87歳の男性の出現による。夫婦で暮らすその家に、安實さんは訪問看護に出向いていた。そのうち、半年間も入浴していないことがわかり、驚いてしまう。

男性に理由を聞くと、総湯通いを止めたからだという。体が不自由になり、総湯で体を洗うには介助者が必要となる。だが、自分が介護されている様子を他人に見られたくない。そのため、総湯に足を向けなくなった。

「プライドがあったのでしょう」と安實さん。

男性から話を聞いて、なんとか入浴をと考えた。その男性を事務所に連れてきた。キッチンのシンクの前に来てもらい、水道の蛇口にホースをつないで頭を洗った。タオルを使って身体の清拭も始めた。

でも、なんとか風呂場で入浴させてあげたい。風呂場に入ってもらうために、シャワーチェアを調達しないと、と考えだす。キャスター付きでないと風呂場まで往復できない。やっと入手して、念願の風呂場での入浴が実現できたのは、2018年5月。「キャンナス加賀山中」を立ち上げてわずか3か月後だった。この男性はその後亡くなったが、今でも入浴に通っているのが80歳の女性である。

## ■夜間に、毎月6回通う

その女性はパーキンソン病で脳梗塞の後遺症もあり、首から下はほとんど動かない。要介護5。夫と看護師で独身の娘と3人で生活している。デイサービスに週4日通い、リハビリの訪問看護を週1回、それに訪問介護も受けるなど介護保険サービスをフルに活用している。

主に娘が自宅介護をしているが、勤務先の病院で夜勤のローテーションが回ってくると夜間は不在になる。その時間帯に安實さんが自宅に向かう。キャンナスとしての活動だ。「夜寝る時に、側に誰かがいないと不安になる、と頼まれました」と安實さん。着替えやおむつ交換、内服介助などに携わる。夜の8時半から10時までの1時間半だ。娘の勤務シフト次第だが、月に6回は赴く。

訪問介護事業所のヘルパーが家事支援に来ているものの、夜間は断られた。そのため、利用者と家族は安實さんを指名してきた。看護師の娘が安實さんの先輩ということもあり、安實さんに信頼を寄せているのも指名された理由のようだ。

キャンナス料金をそのまま適用して1時間1600円。ボランティアとはいえ、夜間なのにこの収入では、どうなのだろうか。

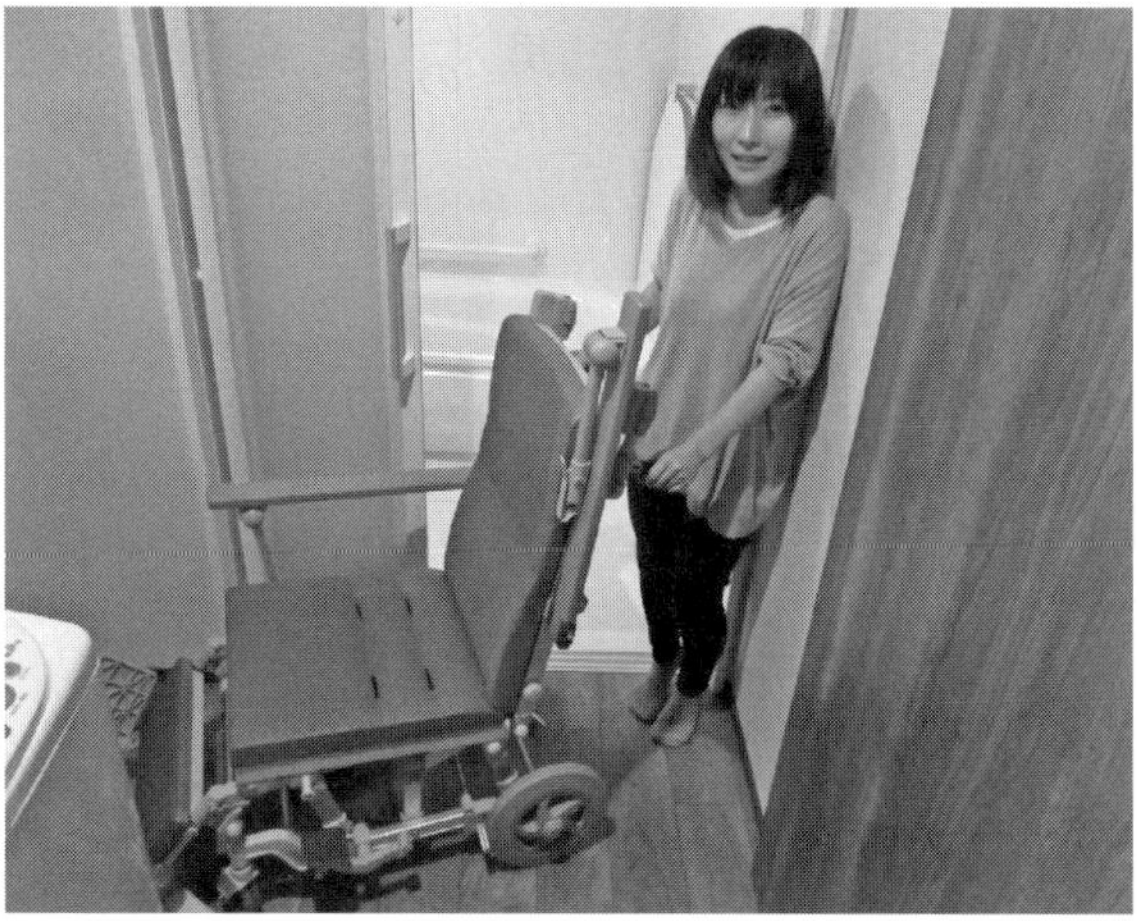

キャスター付きのシャワーチェアを探してきて、「ワンコイン入浴」を事務所の風呂場で始めた

安實さんは、このお宅に訪問看護ステーションのパートタイム看護師としても週1回通っている。水曜日の昼、12時から13時までの1時間。女性がデイサービスに行かない日である。ベッドから車いすへの移乗に手を貸し、夫が調理した昼食を摂ってもらう。トロミを加えて食べやすく工夫するのは安實さんの役割だ。

つまり、安實さんは「さわらび福祉会山中」の「さわらび訪問看護ステーション」のスタッフとして介護保険サービスを提供しながら、同じ利用者にキャンナス活動をしている。

女性はワンコイン入浴にも来ている。安實さんのキャンナス活動への傾斜ぶりがよくわかる。デイサービスが休みの日曜日に入浴したいと頼んできた。平日の4日間はデイサービスで入浴できる。「日曜も」という要望だ。安實さんは喜んで引き受け、月2回ほど実現している。

## ■27人に上る利用者

安實さんのキャンナス活動を定期的に受けている利用者は、実に27人に上る。全国のキャンナスで最も多いかもしれない。スポットで頼む人が4人。キャンナス加賀山中の発会式から1年半も経っていないのに、これだけ利用者が広がった。一緒に活動する看護師は5人。

利用者の中には障がい者も少なくない。先天性聾唖者の82歳の女性は、知的障がいも少し

新　聞　　第3種郵便物認可

# ナースの輪 家族を支える

## 介護の有償ボランティア

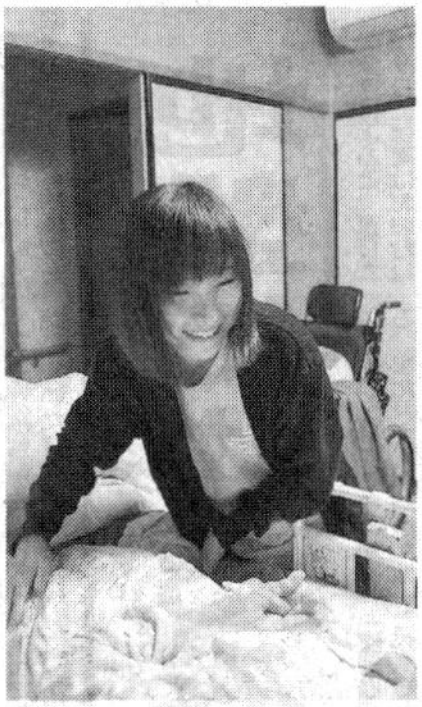

パーキンソン病を患う女性の寝る前の支度をする安實典子さん＝加賀市内

看護師の有償ボランティア活動が県内で広がっている。神奈川県藤沢市に本部のある看護師の有償ボランティア団体「キャンナス」の活動に賛同して、金沢、輪島、加賀山中の3拠点で、看護師たちが通院や結婚式の付き添い、入院している人の外出支援など、きめ細かなサービスを提供。白山でも今後活動が始まりそうだ。10月には七尾市で、全国の活動者が集まる「キャンナスの集い」が予定されている。

「キャンナス」は1996年、看護師の資格を持つ菅原由美代表が「介護をしている家族を少しでも休ませてあげたい」と設立した。名前に「できる（can）ことをできる範囲でする看護師（nurse）」の意味を込めた。現在、全国120カ所に拠点がある。医療や介護保険の制度では対応しきれないサービスを提供し、費用は拠点によって異なるが1時間1千円〜2千円ほどだ。

### 訪問ケア

ある月曜の晩、「キャンナス加賀山中」代表の安實典子さん(41)は、加賀市内の70代女性宅に車で向かった。女性はパーキンソン病や脳梗塞で体を動かすことができない。逆流性食道炎を患う女性を「食欲ないんやね」と気遣い、とろみをつけた水で薬を飲むのを手伝う。着替えをしておむつを替え、夜が来て不安がる女性を見守った。

安實さんによると、女性の長女は看護師で普段は寝る前のケアをしている。長女が月7〜8回ある準夜勤のときは介護保険の訪問看護サービスを利用しているが、月曜は別の事業者の訪問リハビリも利用しているため、月曜に訪問看護サービスを利用すると全額自己負担（8千円程度）になる。そこで安實さんが有償ボランティアを引き受けた。費用は1時間1600円だ。

安實さんは病院勤務を経て訪問看護ステーションで働いている。父ががんを患ったときに父の自宅で姉と介護した経験から「自分たちの家庭もあるし、家でみることがどんなに大変かわかった」。介護保険サービスを利用しようと申請したが、サービスが使えるようになる前に父は亡くなった。「自分たちのように介護で困っている人がいるはず」と今年2月にキャンナス加賀山中を立ち上げ、看護師6人と活動している。

### 外出支援

「キャンナスわじま」代表の中村悦子さん(58)によると、高齢者の通院に同行できない家族からの付き添いの依頼が多い。「自分が年をとったときに途方に暮れない、生きやすい地域にしたい」。「キャンナス金沢」（川野和世代表）でも、入院中の高齢者がお花見をするための外出支援や、介護施設に入所している人が結婚式に参加するときの同行などをしてきた。

「キャンナス白山」の井上博子さん(72)は白山市藤木町で「ひろ助産院」を経営する助産師。助産師の仕事が忙しいが、数年後に本格的にキャンナスの活動を始めたいと考えている。

10月13、14日に七尾市で予定されるキャンナスの集いでは、北陸での取り組みを紹介する。中村さんは「キャンナスの活動に関心があっても、『自分にできるのだろうか』と不安に思って踏み出せない人もいる。集いでキャンナスを知ってもらい、仲間を増やしたい」　（沼田千賀子）

■県内のキャンナスの問い合わせ先
キャンナス金沢　070･5633･6284
キャンナスわじま　0768･23･4480
キャンナス加賀山中　090･9765･3328

朝日新聞　2018年7月8日

あり、会話が成り立たない。だが、首を振るなどで気持ちや意思は伝わる。

介護者は、同じ敷地内に暮らしている姪の家族だが、姪自身も働いており、十分な介護があるとはいい難い。家族が訪問看護やデイサービス、訪問介護サービスにつなげようとしたが、いずれも本人の拒否反応が強くうまくいかなかった。

やってきたヘルパーにはすぐ怒り出すという。この5月に、ケアマネジャーから安實さんに連絡が入った。「最後の手段だと思っています。安實さん、行ってくれますか」

安實さんがキャンナスの活動として訪ねると、怒られずに調理や内服などがスムーズにできるという。

要介護4で認知症の女性が、ショートステ

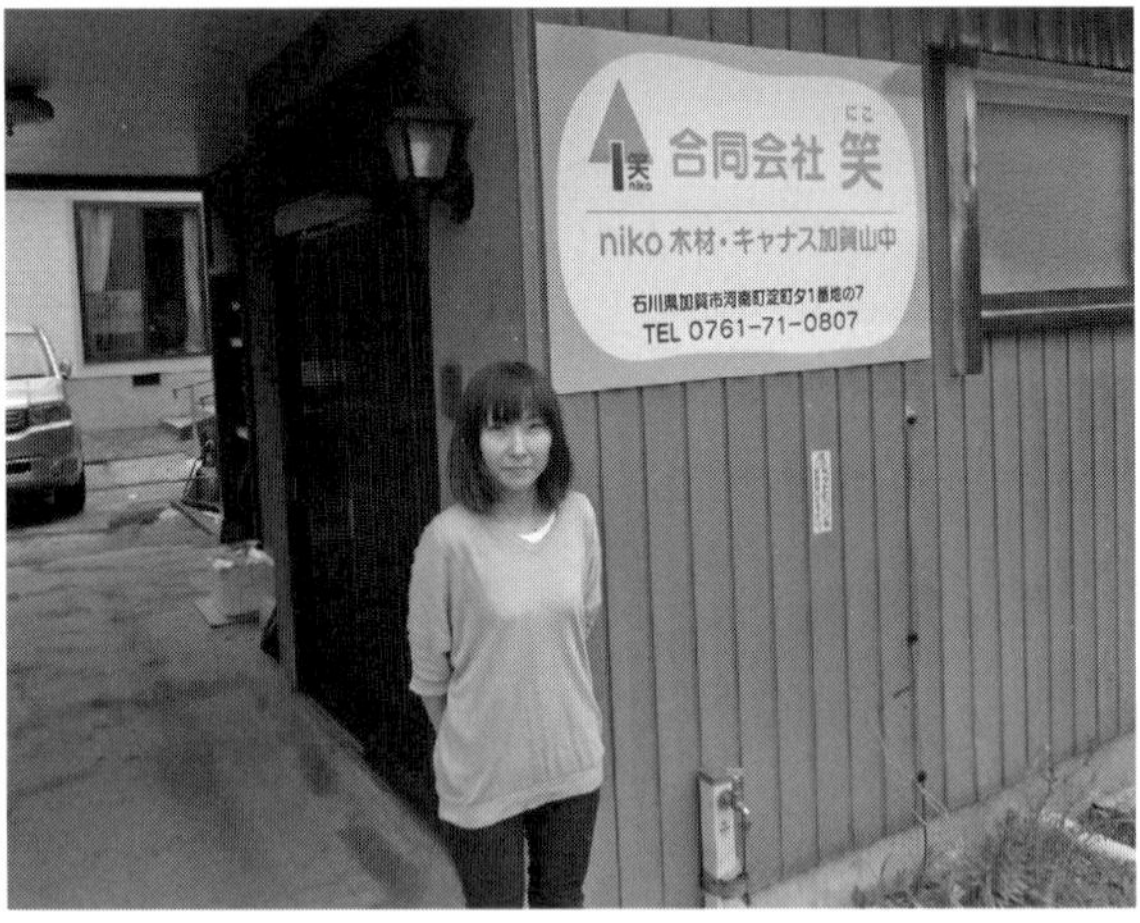

「笑」の看板を掲げたキャンナスの事務所の前で

イで発熱するたびに迎えに行くこともある。家族からの要望なのでキャンナスとしては断れない。98歳のその女性は、ほとんどショートステイで過ごすが、施設入所には首を横に振る。夫が施設入所している独居の女性の受診介助にも定期的に同行する。車いすのまま乗れる福祉車両で自宅から往復する。

こうしてキャンナス活動を広げているため、訪問看護で勤務するより件数も時間も多い。事務所は、配食サービスの事業者の調理場や笑いヨガ、手芸の会の会場にも使う。引きこもりの若者やシングルマザーなども立ち寄るようになった。居場所は「ナースの家にこ」と名付けた。「笑」を「にこ」と読み、運営する合同会社名も「笑《にこ》」である。

安實さんは、病院や施設で勤務していたが、胃がんの父親を自宅で看取り、自身のがん体験を契機に、地域活動に転身した。「気軽に相談できる、不安を解消できる看護師でありたい」「目の前に現れた人の『困った』に全力で応えたい」と安實さん。目指すは「町の駐在のような看護師」だという。

（浅川澄一）

キャンナス岡山

玉谷弘美さん

## 病院、施設と自宅への橋渡しも

ＪＲ岡山駅から南西に瀬戸大橋線で４つ目、妹尾駅。玉谷弘美さんの活動拠点はこの妹尾地域を中心に広がる。事務所のガラス窓に描かれた「訪問看護ステーション絆」と「キャンナス岡山」の白抜き文字が目を引く。

「キャンナス岡山」への活動依頼は、事務所近くの総合病院、国立病院機構・南岡山医療センターに入院している患者からが多いという。同病院は難病患者を多く受け入れている。

### ■「一時帰宅」でゆったりと

ＡＬＳ（筋委縮性側索硬化症）を患う70歳代の女性はその一人。胃瘻を造設し、人工呼吸器を付け、ずっと入院中である。半年に１度ほど自宅に日帰りして家族と共に過ごすのが楽しみだ。その時に玉谷さんが呼ばれ、付き添う。

自宅に滞在しているのは７～８時間ほどだが、その間に痰の吸引が必要になる。車で移動中も同様だ。そのために看護師が要請される。

介護タクシーに同乗し自宅前で降りると、夫が玄関先で出迎えている。息子や家族と話す。女性は久しぶりの自宅でくつろぎ、ゆったりした気持ちになる。

朝9時頃から夕方の4時まで過ごす。姉妹たちがやってくることもある。

食事時間になれば胃瘻のセットが必要になる。半固形の栄養剤を注射器で注入する。スタンドから吊るす方式より短時間で済む。大体30分ほどで終わるという。

ずっと付き添うが、「同じ部屋にいると、家族のプライバシーに触れるので、廊下に出て待っていることもあります」。気を遣いながらの見守りだ。

保険制度外の「気晴らしの一時帰宅」と

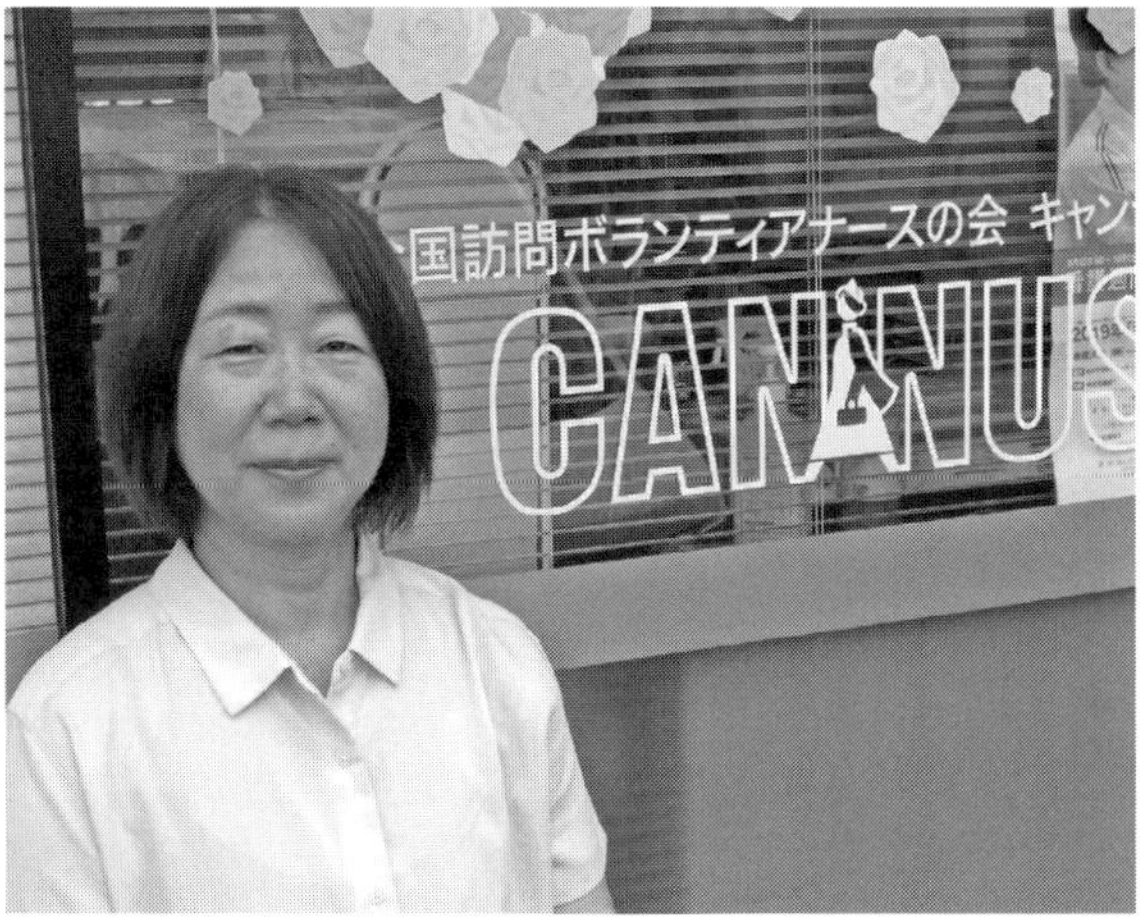

事務所の前で玉谷弘美さん

いうことになる。もし退院がきちんと決まり、その日程が組まれたうえでの自宅への外泊であれば、医療保険の対象になるのだが。2017年の6月から始めたこの一時帰宅。もう7回目になる。

同病院の医療ソーシャルワーカー（MSW）からは、その他のケースでも一時帰宅への付き添いを頼まれる。

脳性まひの20歳代の女性患者のときは、自身の部屋に入ると表情が一変したことには驚いたという。「パッと顔が明るくなった」と玉谷さん。

部屋の壁紙にアルプスの少女ハイジのかわいらしいイラストが描かれていた。キティちゃんの人形を手にしながらの笑顔が忘れられないという。キャンナス活動ならではの充実

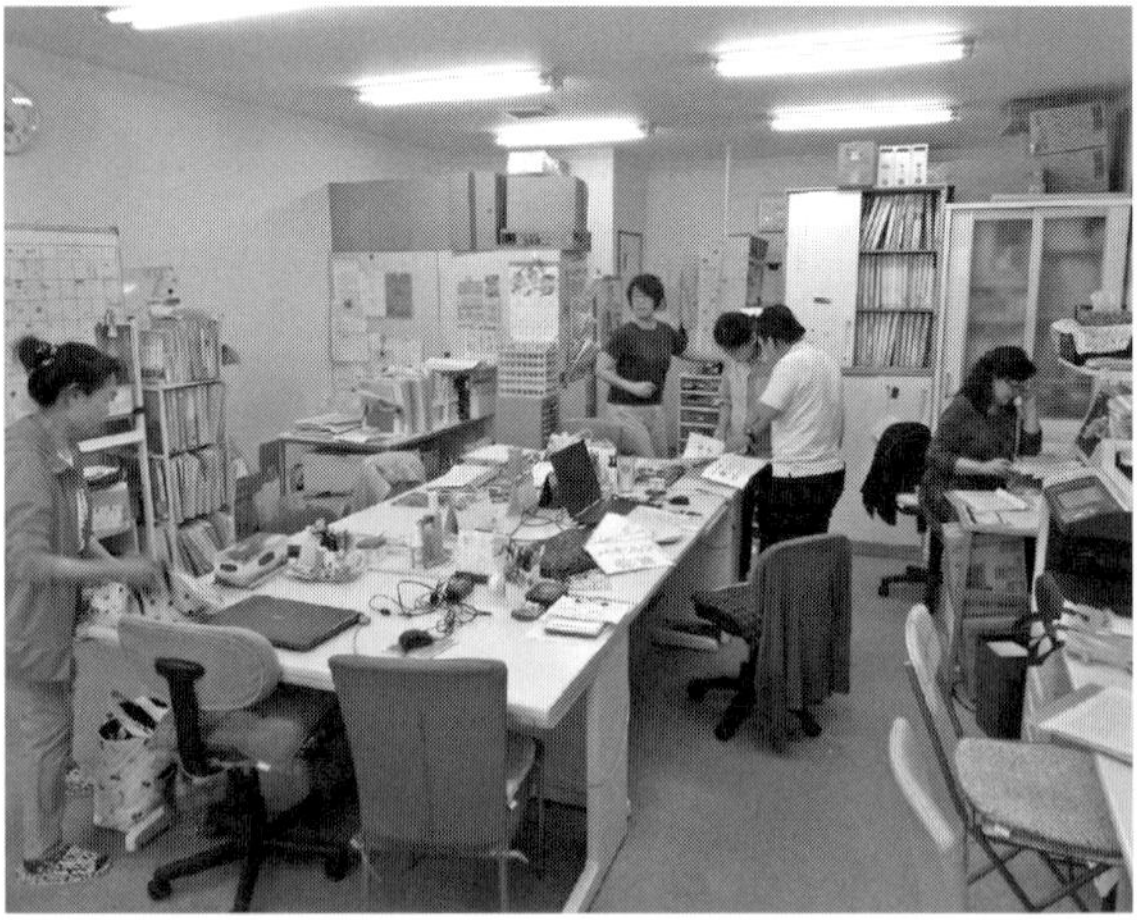

事務所の中で

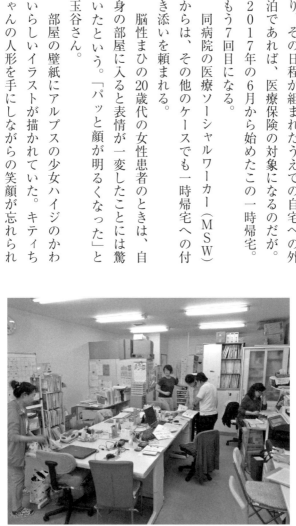

したひとときだった。

介護保険サービスの「小規模多機能型居宅介護」（小多機）の利用者からの一時帰宅に付き添うことも。「通い」と「訪問」「泊り」の3機能を併せ持つのが小多機だが、70歳代の女性利用者は「泊り」機能をずっと利用しており、月に2、3日だけ自宅に戻る。

その帰宅時が、「キャンナス岡山」の出番となる。半身まひで、要介護3。見守る人がいれば、杖を駆使して家で何とか家事ができる。料理が好きなので、車いすのまま調理台に向かい、調理に挑む。「まな板に刺したくぎに野菜をひっかけて固定し、包丁を使うのですから」。玉谷さんが手を差し伸べ、「一緒になっての調理です」。

それほどまでしても料理をしたい。そんな願望をキャンナスがかなえる。

つい最近は、自宅での入浴も実現した。玉谷さんだけでなく、別の看護師と娘の3人で、力を合わせての介助だった。「お互い大変な思いをしましたが、とても喜んでいただけました」。

## ■「受診介助」もよく頼まれる

「キャンナス岡山」と「訪問看護ステーション絆」はともに、株式会社ハートトナースの事業である。玉谷さんが2009年に株式会社をつくり、ほぼ同時に両方を始めた。「時間や内容が決められている制度の枠内での活動には、限界を感じていました。キャンナスを並立させれば、制度の内外どちらでも柔軟に対応できるはず」という思いからだ。

それまで17年間、地元の岡山光南病院で訪問看護を続けてきた。医療保険で訪問看護の制度が始まってすぐ、1992年に同病院の方針で立ち上げたという。

「当時の院長からノーマライゼーションの考え方をこんこんと指導されたことをよく覚えています」と振り返る。いわば筋金入りの訪問看護師である。2010年10月から、岡山県訪問看護ステーション連絡協議会副会長も務めている。

80歳代のストーマ造設の患者の自宅にも訪問看護ステーションから週2回通う。膝や腰が痛むためだ。キャンナスとしての活動は通院時である。

一人暮らしなので、長時間の通院でも家族同行者がいない。「誰かの同行がないと不安」だという。実は、家族はいるが、遠方にいるので来られない。

玉谷さんが、タクシーの手配から通院の同行、診察時の医師との対応、薬局での薬の受け取りなど、その日のすべてに関わる。

通院介助は、何回も訪問している人ならあまり問題はない。だが、突然頼まれると、診察時の医師との対応に困るという。「できるだけ、事前にそれまでの身体状況や医療データを調べますが、それでも難しい時が往々にしてあります」

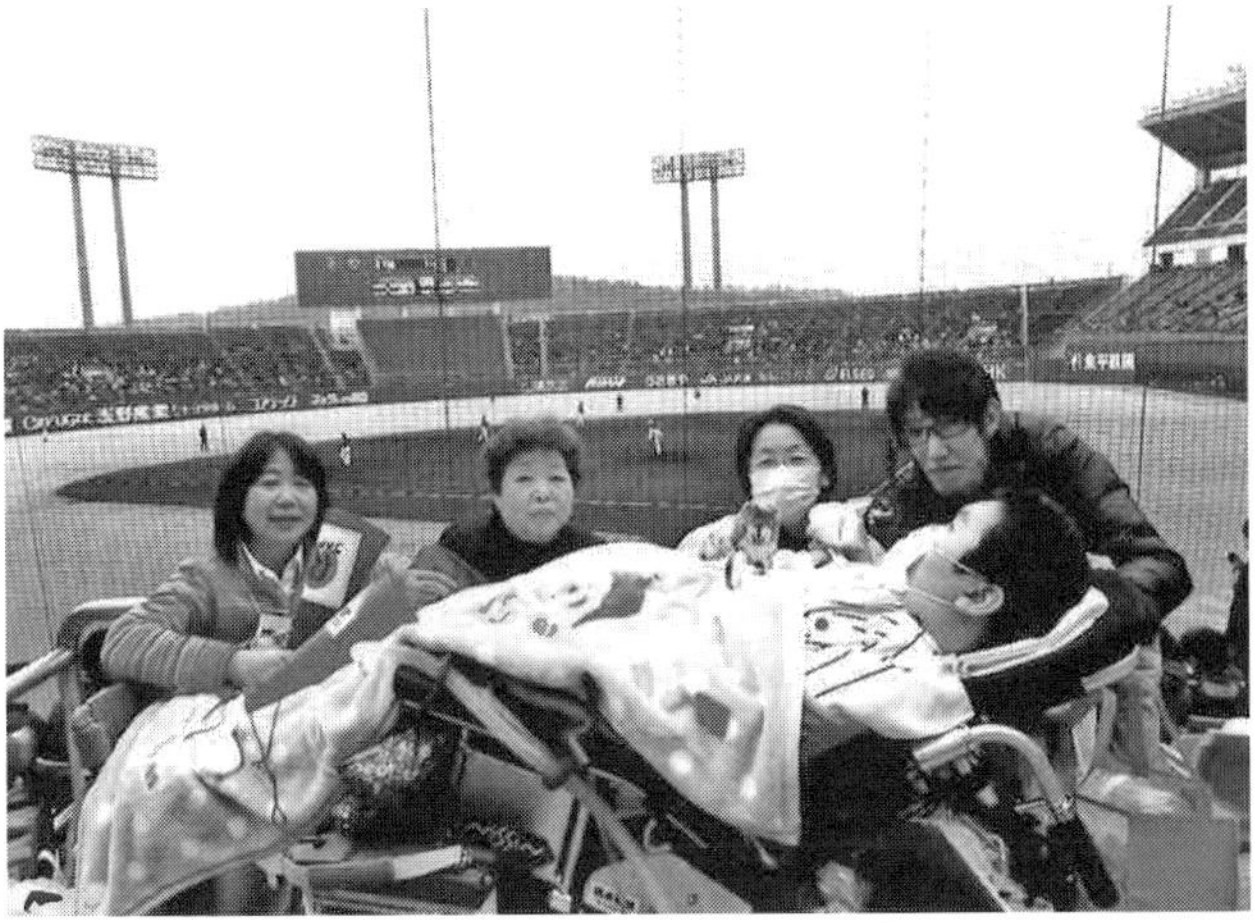

人工呼吸器などが必要で入院中の20代の男性の願いに応え、野球観戦を実現させたのもキャンナスの活動だ。岡山市の病院から2キロ先のマスカットスタジアム（倉敷市）まで往復した。

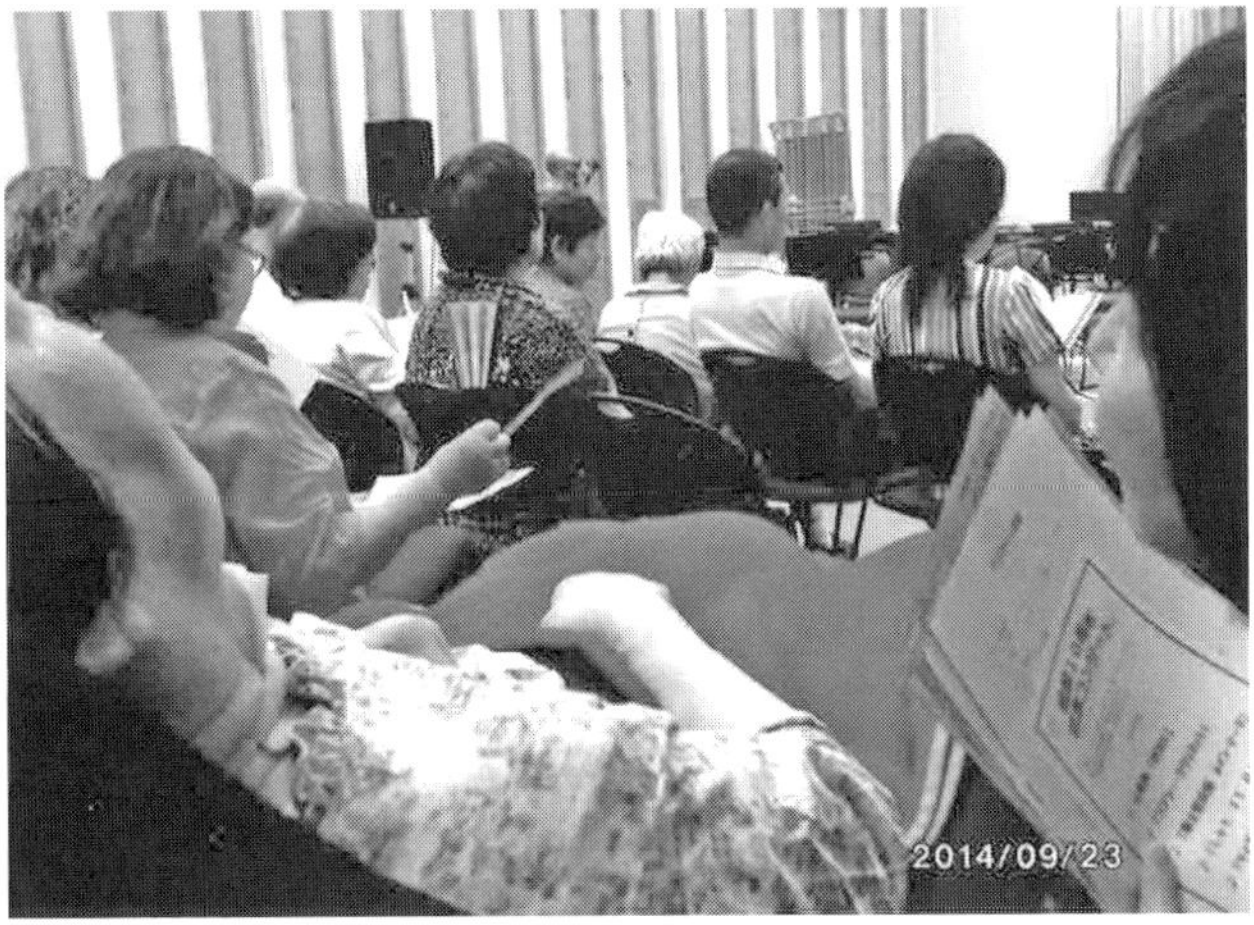


吹奏楽のコンサートにも付き添う。

病院までの通院介助は、介護保険の訪問介護サービスでできる。だが、病院内での付き添いや手助けは、訪問介護の制度外になってしまう。といって、病院スタッフが介助してくれるわけではない。家族にしか頼めない。

そこで、「家族に代わっての支援」役としてキャンナスが呼ばれる。各地のキャンナスで、この「受診介助」は共通したサービスとして広がっている。厚労省は「在宅重視」を掲げるのであれば、病院内介助も制度内に取り入れることを検討すべきだろう。

「キャンナス岡山」では、看護としての活動なら1時間2000円、介護活動は同1500円と決めている。訪問先への交通費として1キロ20円を受け取る。

「キャンナス岡山」の現在の利用者は6、7人。これに対して訪問看護の方は、利用者が約60人。看護師は6人いて、常勤換算で4人だという。

キャンナスと訪問看護の活動の割合は、だいたい2対8ぐらい。訪問看護に重心がおかれているという。

（浅川澄一）

キャンナス烏山　横山孝子さん

# キャンナスのよさを広報、後進育成も

## ■地域の理解を得る努力

ユネスコの無形文化遺産にも登録されている山あげ祭。人口約2万7000人、高齢化率35%を超えている那須烏山《なすからすやま》市の誇る祭りだ。2012年5月、それまでこの市に一つもなかった訪問看護事業を初めて立ち上げた横山孝子さん。現在、株式会社悠愛の代表取締役だ。看護師で、介護支援専門員の横山さんは、地域の拠点病院の救急外来や救命救急に勤務するなかで、瀕死の状態で救急搬送されてくる数多くの高齢者をみて不思議に思っていた。子どものころから、高齢の家族を自宅で看取るのが当たり前と思っていたからだ。

最近は、どうやらそれが違っているようだ。そんな疑問から、退職金をつぎ込み、「当分は収入なしを覚悟して」訪問看護ステーションとして出発した。はじめは、在宅診療に協力してくれる医療機関もあまりなく、行政や地域包括支援センターなどの協力も難しかった。だが、横山さんはめげない。設立前から、さまざまな勉強会や会合に参加して、訪問看護の必要性を話し、協力を要請。徐々に理解や助言してくれる人が増えていき、活動は次第に地域に根づきはじめて、協力してくれる医療機関も増えてきた。横山さんは言う。

「訪問看護師として利用者さんやご家族と関わるなかで、制度では対応しきれないことがいくつもありました。行政の自費サービスなどが対応していましたが、医療依存度の高い方や病児家族に対応するサービスはなく、その必要性を痛感していました」

ただ、設立に当たって最も苦労したのが申請にかかわる書類作成などの事務だったという。

そして、「看護師が地域でできることは何だろう」と考えていたなか、ある雑誌でキャンナスの活動を知った。代表の菅原由美さんの講演会やキャンナスの集いなどに何度か参加し、やはり那須烏山市にはキャンナスが必要と2015年5月、キャンナス烏山を立ち上げた。

## ■訪問看護＋キャンナスの活動

キャンナスの活動は、「訪問看護ステーションあい」の活動と補完しあうことで、なおいっそうその有効性が高まる。糖尿病と精神科の治療を別々の医療機関で受ける50歳代の男性。ずっと母がその看護・介護に当たってきたが、1年ほど前に体調を崩し、高齢もあって通院の付き添いが難しくなったという。2つの医療機関への通院同行にはキャンナスとして横山さんが付き添い、男性が市のデマンドタクシーという相乗りタクシーで自宅から通院してくるのを医療機関で迎え、タクシー代を払い、受診手続きや待ち時間の見守りをする。診察室にも一緒に入り、医師に日常の体調などを伝え、指示などを聞く。診療代の支払いや、次の医療機関への移動の手配、薬局での薬の受け取りなど、一般に付き添い家族がすることをすべて横山さんが行う。ただ、キャンナスの車に利用者を同乗させられないので、横山さんは自車で移動し、男性はタクシーなどを利用して移動する。2軒目の受診も終えた男性はタクシーで自宅へ。横山さんも薬を受け取って男性宅を訪問。すると、ここから1時間半、精神科の医療保険による訪問看護となる。キャンナスがあるからこそ、2軒の医

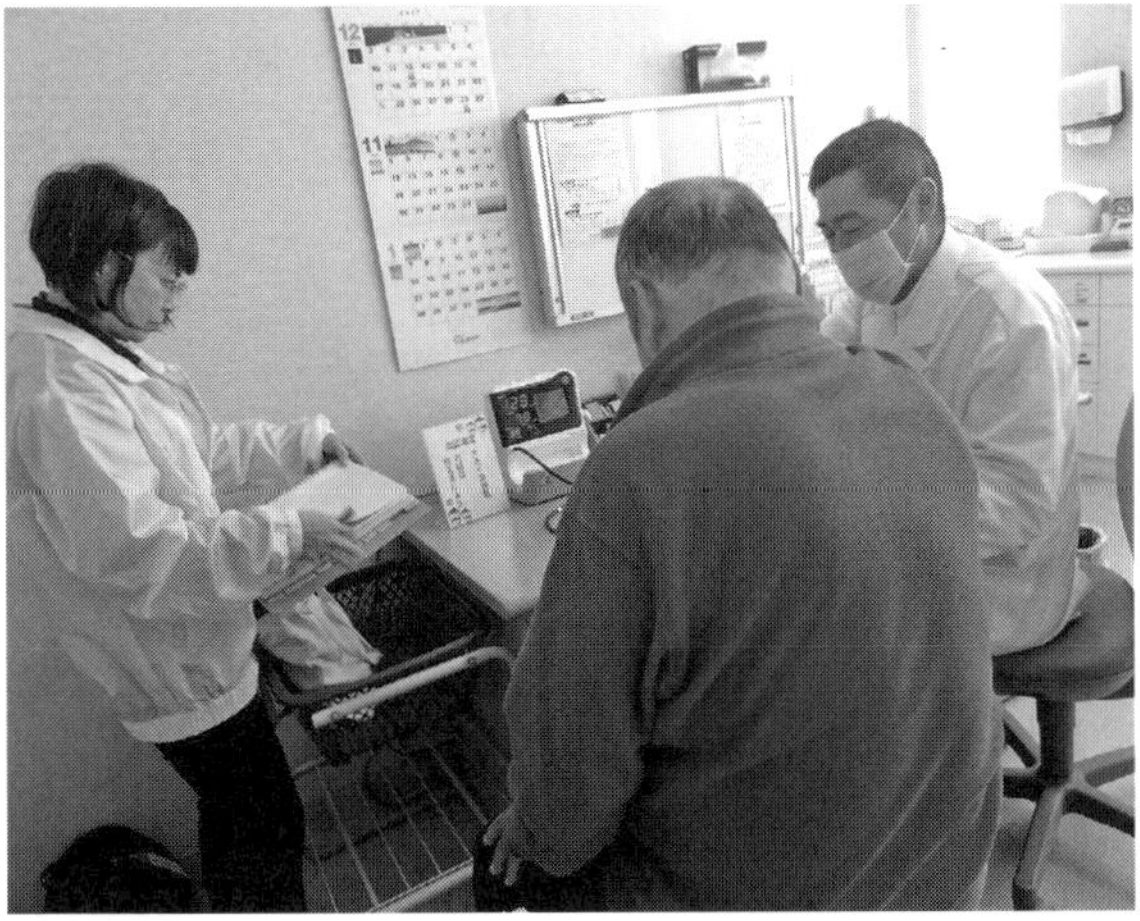

内科医院での糖尿病受診に同行

療機関の受診同行と訪問看護を切れ目なく提供でき、家族のレスパイトにもなる。医療保険や介護保険の制度のなかで展開する訪問看護サービスを軸に、制度に当てはまらなかったり不足する部分を、キャンナスの活動で支えることができるわけだ。

キャンナスは、制度で対応できない「困った」に対応する。それを突き詰めると、どうしても医療ニーズが高く、家族がいない、あるいは介護家族のレスパイトが必要な人も、安心して使える看護小規模多機能型居宅介護（看多機）がほしい、と横山さんは考えてきた。そこで準備を進め、2019年11月に「まるごとケアの家あいさん家《ち》」をオープンした。泊り5名、日中の通い15名、登録29名。金銭的には「ペイしないこ

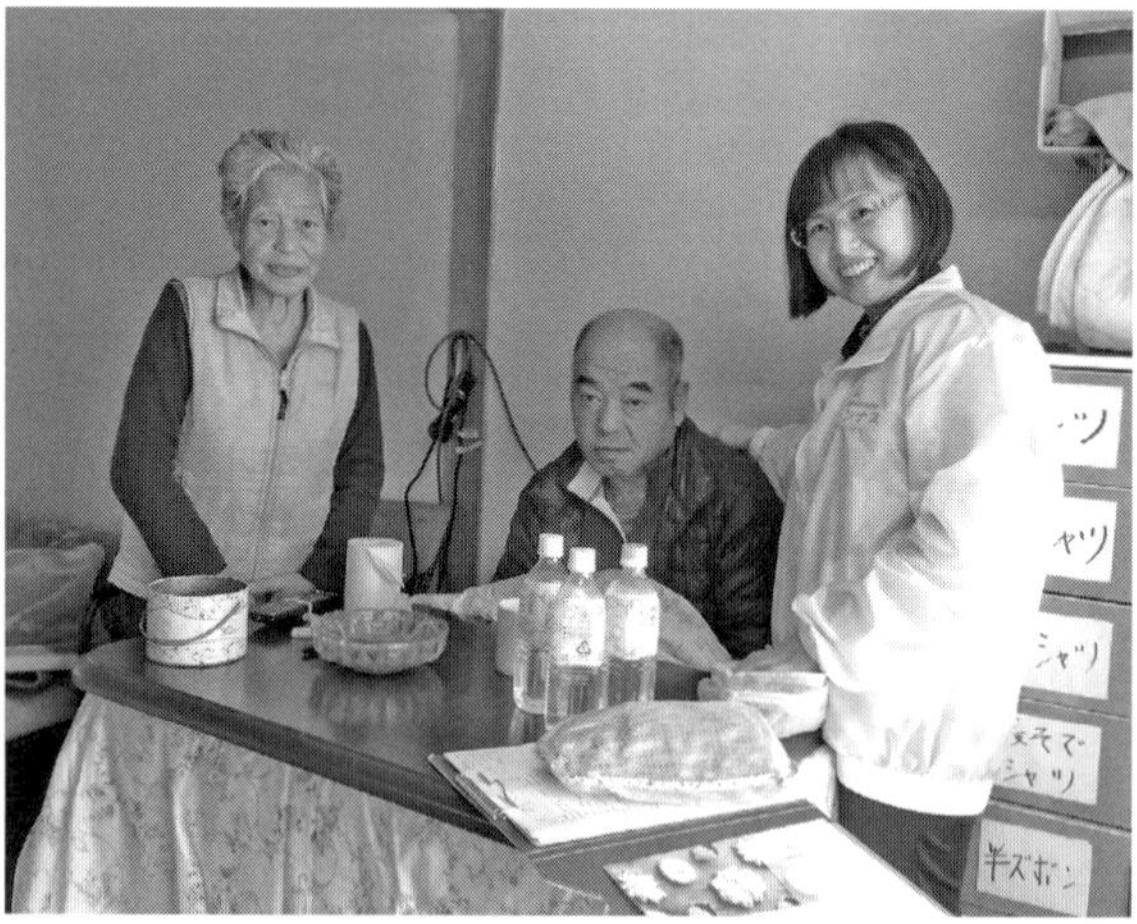
自宅に戻った男性に、訪問看護として体調チェックなど、看護。男性と母親と横山（右）さん

とも覚悟」という。だが、医療依存度が高くて施設には受け入れてもらえない人たちは行き場に困っている。家族も疲弊しきっている。日々、そんな例を見ているのだ。「看多機なら、末期がんの方も、吸痰の必要な方もお預かりできます。退院後の在宅復帰のお手伝いにもなります」

個室を少し広めにつくったので、家族も一緒に夜を過ごすことも可能だという。だが、看多機は施設ではないので、最期まで安心して暮らせる住まい、とはなれない。いずれ、そういう場所も必要と、すでに頭のなかでは計画が始まっている。

看多機は、全国的に数が増えていない。経営的な厳しさに加え、スタッフの確保が問題だ。だが、横山さんは看護も介護も、

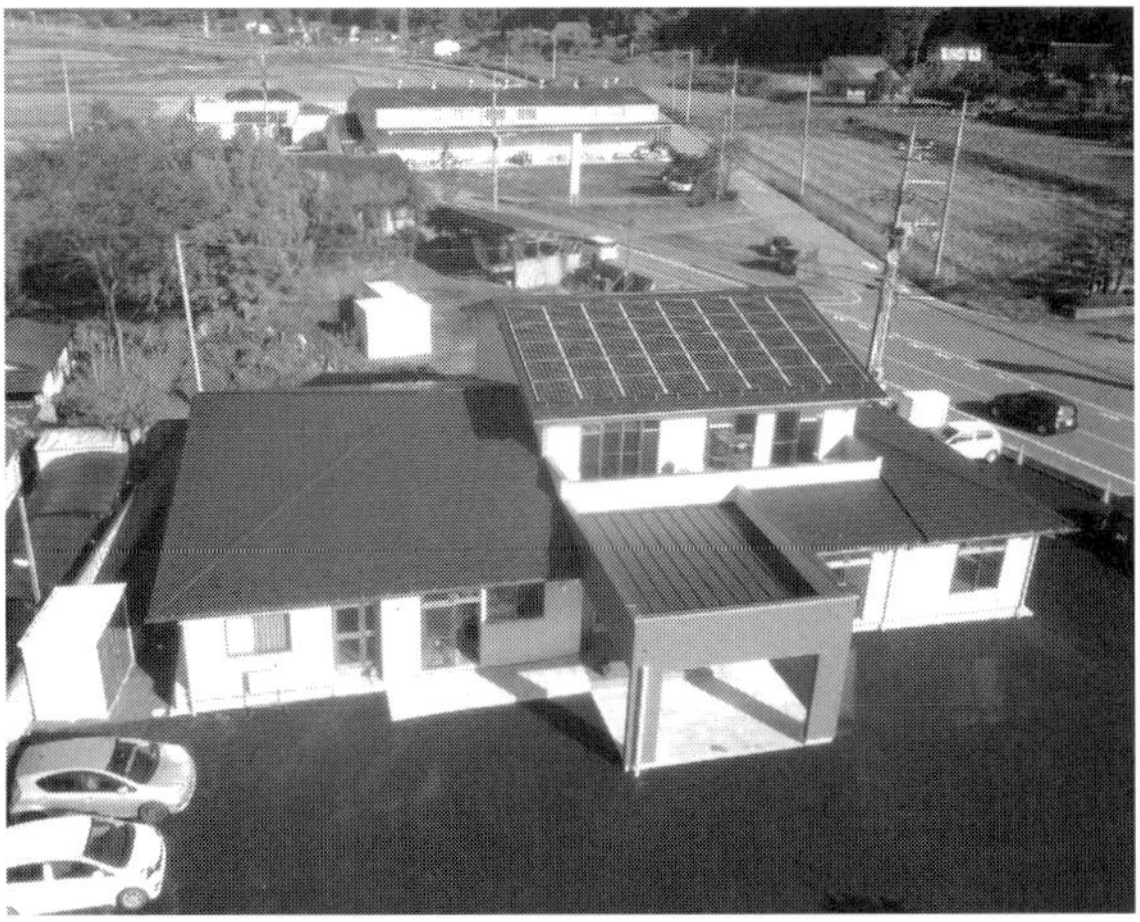

2019年11月、看護小規模多機能型居宅介護「まるごとケアの家あいさん家」としてオープンした

人数的にも意欲や質の面でも問題ないと言い切る。介護に関しては、専務で夫の則男さんが介護士の資格もとり、新スタッフの勉強会開催など、教育面でも力を発揮している。現在、悠愛では、事務も保育士や介護福祉士の資格をもつ人が担当し、ときには専門職としての仕事もする。

## ■「あきらめ」から希望へ

キャンナスは、介護家族や本人の「困った」の解決を支援する。その内容はさまざま。しかも多くは、制度や仕組みのはざまで、相談先さえわからずに困っている。そこに、訪問看護＋キャンナスという組み合わせで寄り添うことで、利用者の「あきらめ」を、前向きな活動に変え、行動を後押しすることができる。

「訪問看護、ケアマネ、看多機にキャンナスを組み合わせることで、地域のニーズに応えられることが大きく広がったと手応えを感じています」

悠愛は株式会社組織のため、これまで、「株式会社」ということに眉をひそめる人もいた。だが最近は、行政や地域包括支援センターなども、制度を使えない人、はざまの人など、キャンナスで支えるしかないケースへの支援を依頼してくるようになった。

地域に溶け込み、認知されるように、消防団員などさまざまな地域の活動に積極的に参加し、祭りやイベントの救護班を引き受けるなどの活動をしてきた横山さん。それはすべて、「制度やキャンナスを知らずに救いの網からこぼれてしまう人たちを一人でも助けたい」という思いから。だからこそ「県内の訪問看護ステーションの訪問看護師にぜひ、キャンナスボランティアの登録を勧めたい」と言う。そのためにキャンナスの説明会を開いたり、立ち上げを考えている人への支援や協力を惜しまない。後述する「キャンナス水戸」の佐野さん夫妻への協力もその一環。

　地域の大切さを痛感し、地域のために、地域で困っている人のために看護師として

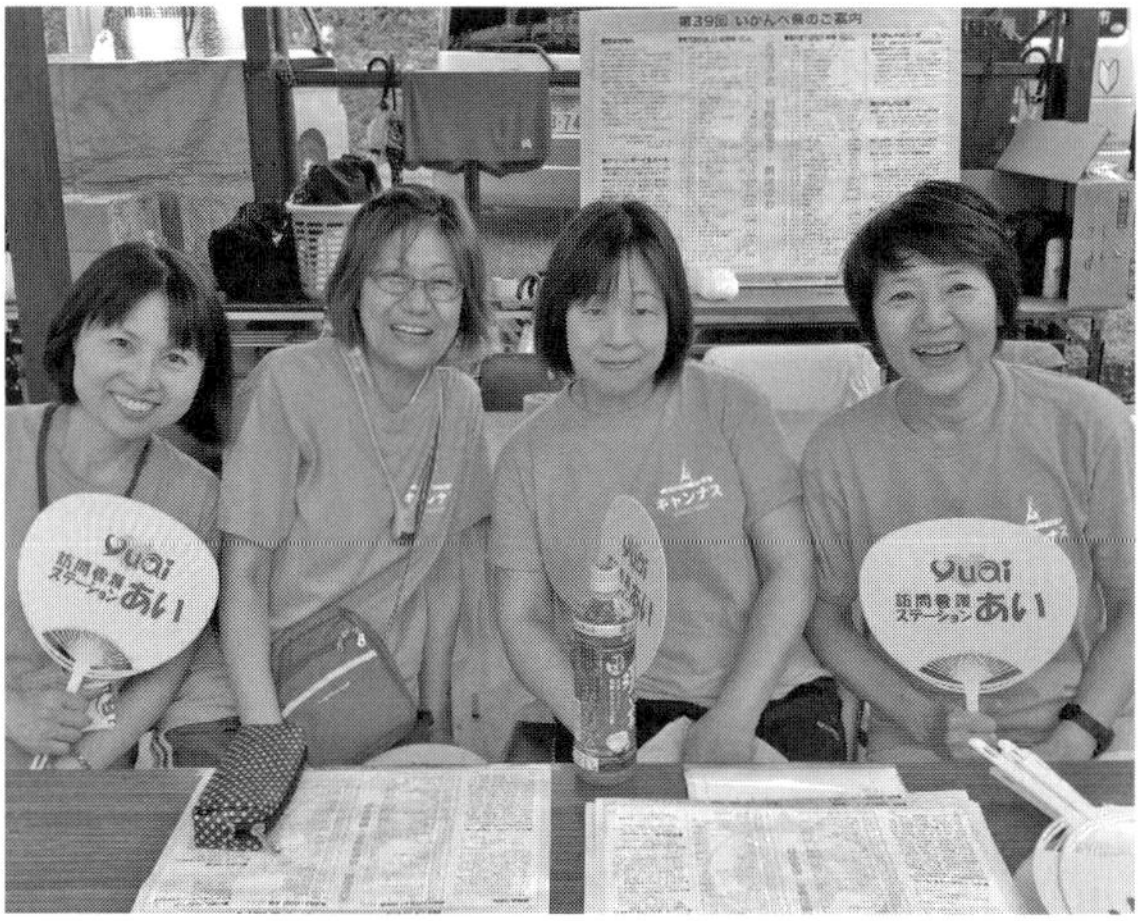

地元の祭りの救護班としてキャンナスが活躍。左から、横山さん、三上さん、江口さん、大野さん

できることをしたい、という。「多くの看護師は目の前にいる困っている人のために懸命に働きます。私の役目は、そのちょっと先の、地域と看護をつなぐこと。自分から地域に出て行って、ここにこんなサービスがあります、キャンナスがいます、と伝えることです」

それは、キャンナスの素晴らしさを誰よりも知っている横山さんだからこその活動だ。

（野田真智子）

キャンナス水戸

一般社団法人ふうりん　佐野理恵さん

## 地域との強い連携で、発足1年未満でも広がる仲間の輪

### ■出会いの力で在宅を目指す

「キャンナス水戸」の立ち上げは、2019年2月。全国で123番目、茨城県内では初めてのキャンナス拠点だ。一般社団法人ふうりん代表理事である佐野理恵さんは、4月には訪問「看護ステーションふうりん」を立ち上げ、勉強会やイベントなどでの活動もするふうりんサークルと三位一体でキャンナスの活動を行っている。

佐野さんは滋賀県大津で急性期病院に勤務していた。5年前、水戸に来ることになり、それを機に、勤務してきた大病院で感じていた違和感への解決策を探したいと思ったという。「治療法に関する疑問や、最期が近いのかという不安などを抱えている患者さんに、じっくりと向き合う時間がとれない」という反省、悩み。そこで、水戸では大病院ではなく、地域に近い開業医のクリニックに勤めた。たまたま、そのクリニックで有料老人ホームや、その後は訪問看護ステーションの立ち上げにも参加し、介護分野の専門職とのつながりもできた。

地域で仕事をしたいと、いろいろ調べているなかで秋山正子さんを知り、「暮らしの保健室」や「マギーズ東京」に見学に行ったり、講演会に足を運んだ。また、キャンナスや菅原由美さんの存在も知り、「キャンナス烏山」の横山孝子さんとも知り合えた。

その後、直接秋山さんに会って、訪問看護ステーションを立ち上げたいとの思いをぶつけ、相談をすると、秋山さんから県下のキーパーソンたちを紹介され、その一人が運営する訪問看護ステーションで2年間、在宅看護についてみっちり訓練を受けたという。

「病棟での看護師とは異なり、看護師としてのプライドや専門性はあくまで内側に秘めて地域に入っていかなければ、他職種ともうまくつながれませんし、在宅看護の活動ができません」

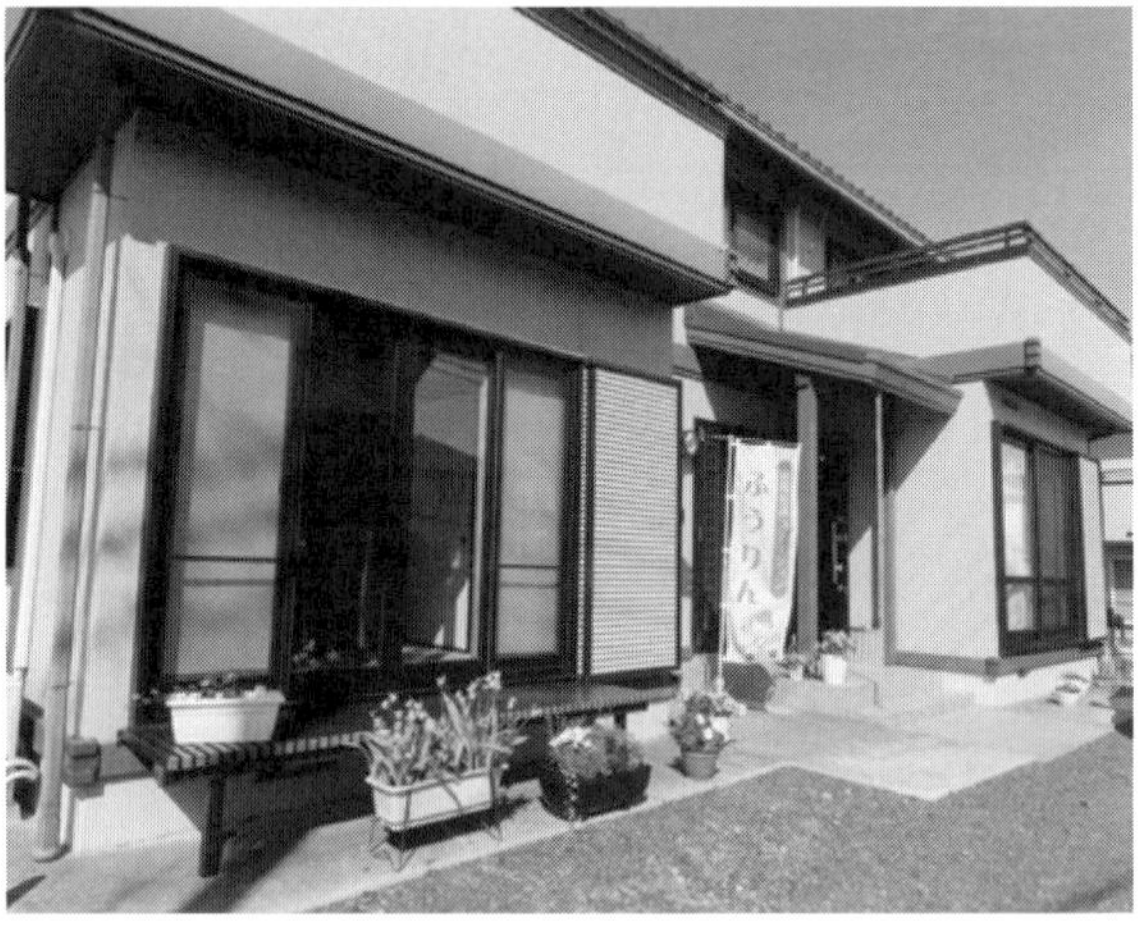

2020年2月に移転したふうりん新事務所

## ■介護保険には、まだつながらないケースも

　この日、まず訪問したのは、64歳の一人暮らしの女性宅。糖尿病からくる肝性脳症で、時折発作を起こし、興奮状態になるなど悪化を繰り返し、見守りが必要と、他市に住む娘が市役所に連絡、市の高齢福祉課からの紹介で「ふうりん」につながった。介護保険を使えるようになるまでのあと半年間を、医療保険による訪問看護と、キャンナスによる見守りで乗り切ることにした。女性宅を訪ねてみると、かなりの量の残薬があり、インスリンも、望みの血糖値になるまで何回も打ったりする状況だった。週1回の訪問看護で、バイタルチェック、食事や排便も含めた体調管理、服薬管理と説明などを行い、キャンナスとして週1回見守りに入り、ときには薬局に残薬を戻したり新たな薬を受け取るなども行う。ほかにも、本人からの依頼を受けて、掃除や部屋の片づけの手伝いにキャンナスのヘルパーが入る。肝臓が悪いので安静が必要だが、広めの家のため、掃除などで疲れすぎることを防ぐためだ。日常生活動作に問題はないものの、理解や社会生活のルール遵守などには欠ける点が見受けられ、その意味でも、見守りは必要だという。

　65歳になってすぐ介護保険の申請をしても要支援になりそうだが、キャンナスを併用しな

がら支えていけるよう、ケアマネジャーと相談したいと佐野さんは考えている。多くのケアマネジャーは、利用者が歩行可能か否かを、サービスを入れる基準にしている。生活援助に関してはそれでいいかもしれないが、疾患を抱えた患者の場合は、病気に対して予防的にかかわることが必要な場合もある。そのあたりがなかなかケアマネジャーに理解されにくいところだと、佐野さんは指摘する。

「一度、訪問看護が入っても、状況がよくなればやめることは可能です。事前に予防的に入ることで進行や悪化を食い止め、状態を維持することもできます。半年、1年という長いスパンでみることも大切です」

今回の肝性脳症の女性への支援も、訪問

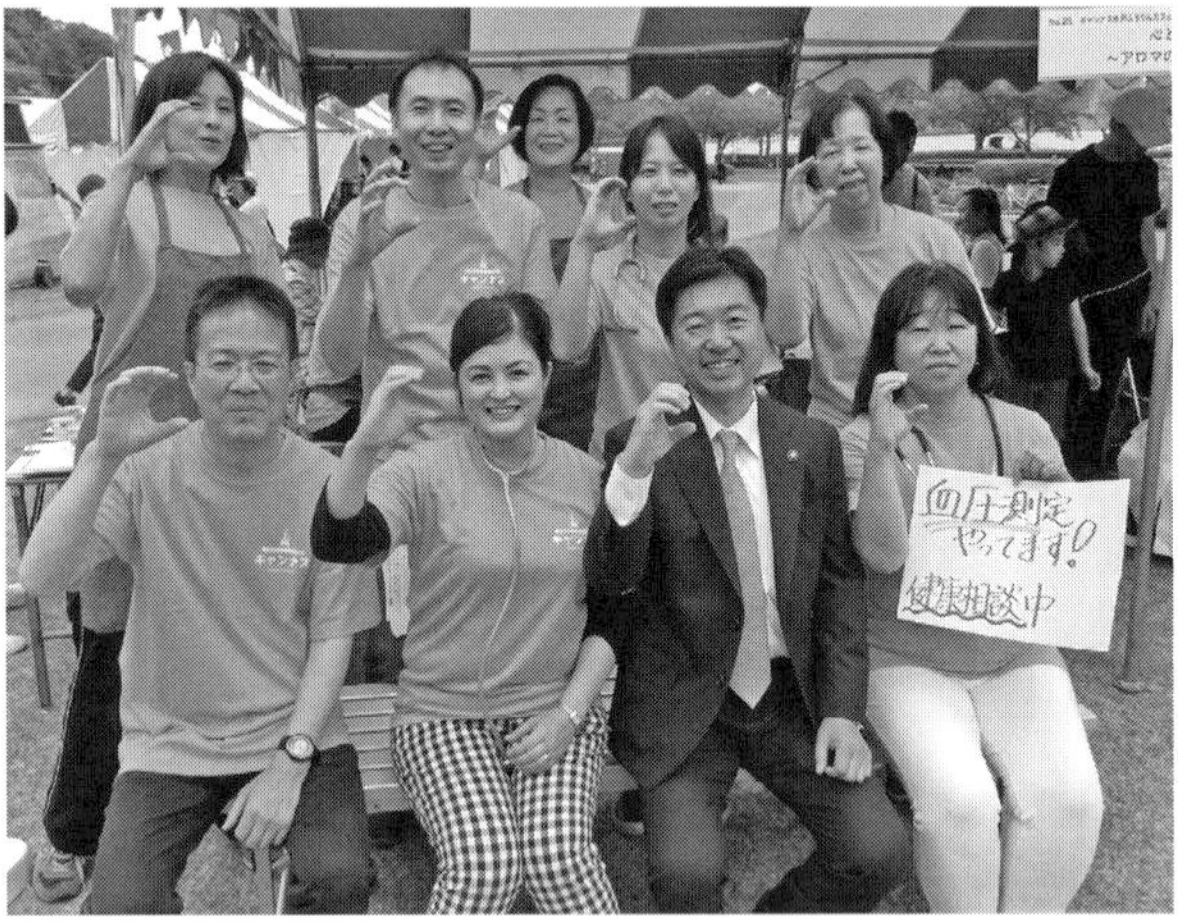


水戸市の環境フェア2019での「看護師の保健室」活動。背広姿は高橋靖水戸市市長。右手でCANNUSのCをつくっている。

看護、キャンナスともにしばらく続くことになりそうだ。

## ■地域との緊密なつながり

キャンナスを立ち上げるには、発会式の開催が義務づけられている。キャンナスを名乗って活動するにあたって必要とされる数少ない決まりだ。「キャンナス水戸」の発会式には、茨城県登録希望の看護師や介護士などのほか、水戸市保健福祉部部長や水戸市市議会議員、ケアマネジャー協会理事、メディア関係など、50名ほどの幅広い参加者が集まった。県下初のボランティアナース組織ということで、発足前から地元ラジオや新聞にも取り上げられ、知られていたことも大きかった。

だがそれは、偶然ではない。佐野さんは訪問看護ステーションを開こうと思ったときから、地元に溶け込むための活動を続けてきた。地域のさまざまなイベントに参加してはチラシを配り、説明を続けた。また、多職種との交流のために、ふうりんサークルという勉強会も立ちあげた。当初は、市民センターや公民館など公的な会場は借りられなかったが、粘り強く活動内容を説明し、繰り返し依頼に通ううち、活動への理解が広がり、それならと使用許可がもらえるようになった。

「活動を知らないから、理解してもらえないのだと思います。私たちの活動を知ったら、きっと協力してくれると信じていました」

いまでは、メディアからの出演依頼や取材申し込みも増え、「おたがいさま水戸」の理事にも選出された。「おたがいさま水戸」は、いばらきコープ、パルシステム茨城、茨城保健生協の3生協が、水戸市や社会福祉協議会などとも連携して高齢者や子育て世帯の支援を行う。生活支援サポーターは19年7月現在56名で、利用者は46名、活動回数は191回となっている。生活支援サポーターと、訪問看護ステーションやキャンナスとの連携により、サービスの隙間を減らす努力も続けている。こうした、地域に根差した組織から信頼を得ていることは、ふうりんの活動に大きな力となっている。

とはいえ、キャンナスの利用料は、看護師の場合、通常、日中1600円、夜間（夜10時まで）は2000円。そのうち、80％をスタッフに支払う。事業所としての利益はほとんどない。しかし、佐野さんは、それは最初から了解しているという。キャンナスで儲けようとは思わない、あくまで家族の代わりに、専門職の知識と技術で困りごとに対応するボランティア活動。それによって、在宅での暮らしの継続困難な人が、暮らし続けられるようになればいい。

現在、「キャンナス水戸」には、看護師や介護士、保健師、管理栄養士など25名が参加。

地域　総合版　よみうりタウンニ

水戸　看護師らが立ち上げた「キャンナス水戸」

# 家族目線で介護支援

水戸市元吉田町の「キャンナス水戸」は、看護師らが、在宅での介護を支援する有償ボランティア団体。全国に124の拠点がある「全国訪問ボランティアナースの会キャンナス」の123番目の拠点として、2月に発足した。県内では1番目。「介護者と被介護者の幸せのために、少しでも役立てれば」と水戸代表の佐野理恵さん。

キャンナスは、「できる（キャン）ことをできる範囲で行う看護師（ナース）」の意味。行うのは、家での見守りや、外出支援など、現在の医療、介護保険制度では、対象外となるサービス。

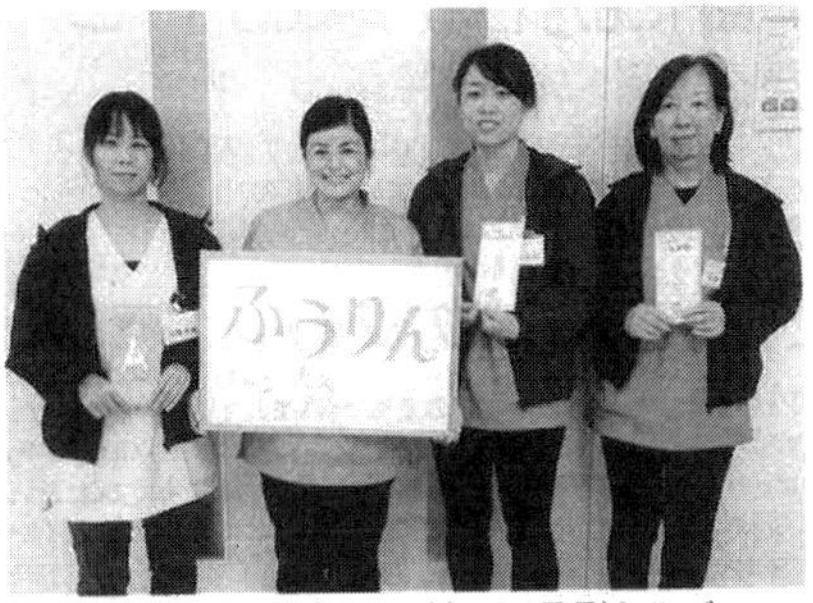

「気軽に相談を」と、佐野さん（左から2番目）らメンバー

## 娘の結婚式への出席を手助け

キャンナス水戸の最初の活動は、要介護5の父親の、娘の結婚式への出席を支援するものだった。

父親は、車いすでの外出は可能だったが、付き添いを引き受けてくれるサービスがないことから、出席をあきらめていたという。

佐野さんは、病院や診療所で看護師として働いたが、業務に追われ、「患者の気持ちを置き去りにしがちだった。もっと寄り添いたい」という思いから立ち上げを思い立った。

活動を通して訪問看護にも興味を持ち、キャンナスと連動できる訪問看護ステーション「ふうりん」も立ち上げた。「それぞれでできることを生かして、制度の隙間を埋めたい」と佐野さん。

キャンナスの利用料金は、看護師が1時間1600円、介護士が同1200円。問い合わせは、キャンナス水戸☎090・5042・6501。

潮来

## ろ舟ガイド募集中

潮来市商工会は、同市で5月25日に開幕する水郷潮来あやめまつり大会期間中に、まつりの名物観光ろ舟に乗船して、観光客をガイドする「ろ舟乗船ガイド」を募集している。雇用期間は6月23日まで。対象高校生以上。

よみうりタウンニュース　2019年4月11日

利用者の希望を受けて支援にあたる。佐野さんが「志の高い人たち」と評する、お金ではなく誰かの役に立ちたいという人たち。ふうりんの訪問看護ステーションで働く人は、基本的にキャンナス活動もすることになっている。

徹底して地域とともにあり、地域に入り込んだ活動や、顧問税理士、顧問社会保険労務士もいる透明性の高い経営など、具体的にはキャンナスの先輩、鳥山の横山孝子さん・則男さん夫妻から学んだことが多いという。なるほど、佐野さんも夫・仁彦さんと二人三脚。仁彦さんは車のディーラーの仕事の傍ら、ふうりんの仕事を支えている。

キャンナスにとって、佐野さんなど若い世代の地域やマスコミとの協調関係の築きかたは、キャンナスが新たな時代に入ったことを示している。

（野田真智子）

キャンナス名古屋

株式会社ななみ　冨士恵美子さん

# 難病患者に住まいとケア、生きがい支援

## ■やむにやまれずシェアハウス

全国的にも、こんな例はあまり多くはないだろう。ALS（筋萎縮性側索硬化症）などの難病患者のためのシェアハウス。一般賃貸マンションの一戸である3LDKの個室一つずつを個人の居宅として3人でルームシェア。同一マンション内に合わせて3戸、8名が住む。そのうち、6名がALS、1名がSMA（脊髄性筋萎縮症）、残る1名がパーキンソン病患者だ。「個室は、それぞれお一人ずつの家。リビングや台所、お風呂場は共用。訪問入浴は広いリビングでします」

明るい笑い声とともに話す冨士恵美子さんは、「キャンナス名古屋」の代表で、訪問看護・訪問介護・居宅介護支援の事業所を運営する株式会社ななみの代表取締役。2019年春まで、日本ALS協会愛知県支部の役員も務めてきた。シェアハウス利用者にケアマネジメントや訪問看護、訪問介護を提供しているが、他の事業所の看護・介護サービスを利用して

いる人もいる。

そもそも、シェアハウスをつくろうと思ったきっかけは、「あみちゃんとの出会い」だという。市営住宅に一人暮らし。88歳の彼女は、11月だというのに半袖パジャマ、タオルケット1枚だけで暖房もない部屋にいた。依頼を受け、介護保険料を納めていなかったため医療保険のみで1日3回の訪問看護に、毎朝訪れていた冨士さん。決まってベッドから落ちて便や尿にまみれた姿の「あみちゃん」は、「お姉ちゃん、助けて！」と言っていた。末期がんで、歩けない、食べられない状態。日当たりが悪くじめじめしてカビだらけの部屋だ。娘と息子には縁を切られていたために、娘はまったく寄りつかず、かろうじて息子が、週に一度通って来ていた。

「あと2週間くらいしか命がもたない。朝の訪問時、もしベッドから落ちて亡くなっていたらと考えると、人生の最期くらい、気持ちのいい部屋で温かく迎えさせたい。そう思ってしまった」のだと、冨士さん。そこで、「私が看取るから」と家族に了解をとり、アパートの部屋を借り、布団や寝間着も用意して、あみちゃんを入居させた。日中は、同じ看護師の娘に見守りを頼み、夜は毎晩、冨士さんやキャンナス仲間が付き添うなど、心地よい暮らしの環境を整えると、あみちゃんは食欲も徐々に出て、元気になってきた。

そうこうしているうちに、末期がんでＡＬＳの60代の男性から相談が入った。当時、入居中の障がい者施設には看護師がいないため、呼吸器をつける手術を受けると命は延びるが施設には戻れなくなる、どうしようという相談だ。本人の「手術を受けて、生きたい」という意思を確認した冨士さんは、あみちゃんのいる2LDKの1室に、この男性を入居させると決めた。「母と息子のような年齢差だから、一緒に住んでもいいなと」思ったのだ。話しているうちに訛りから鹿児島出身とわかり、自身の郷里に近い親近感もあったという。これが、ALS患者のシェアハウス誕生の始まりだった。

結局、あみちゃんは9か月、生きられた。「そろそろ危ない」と伝えても見舞いにも来なかった娘も、最期には間に合い、孫たちも集まって、家族に見守られて旅立った。あみ

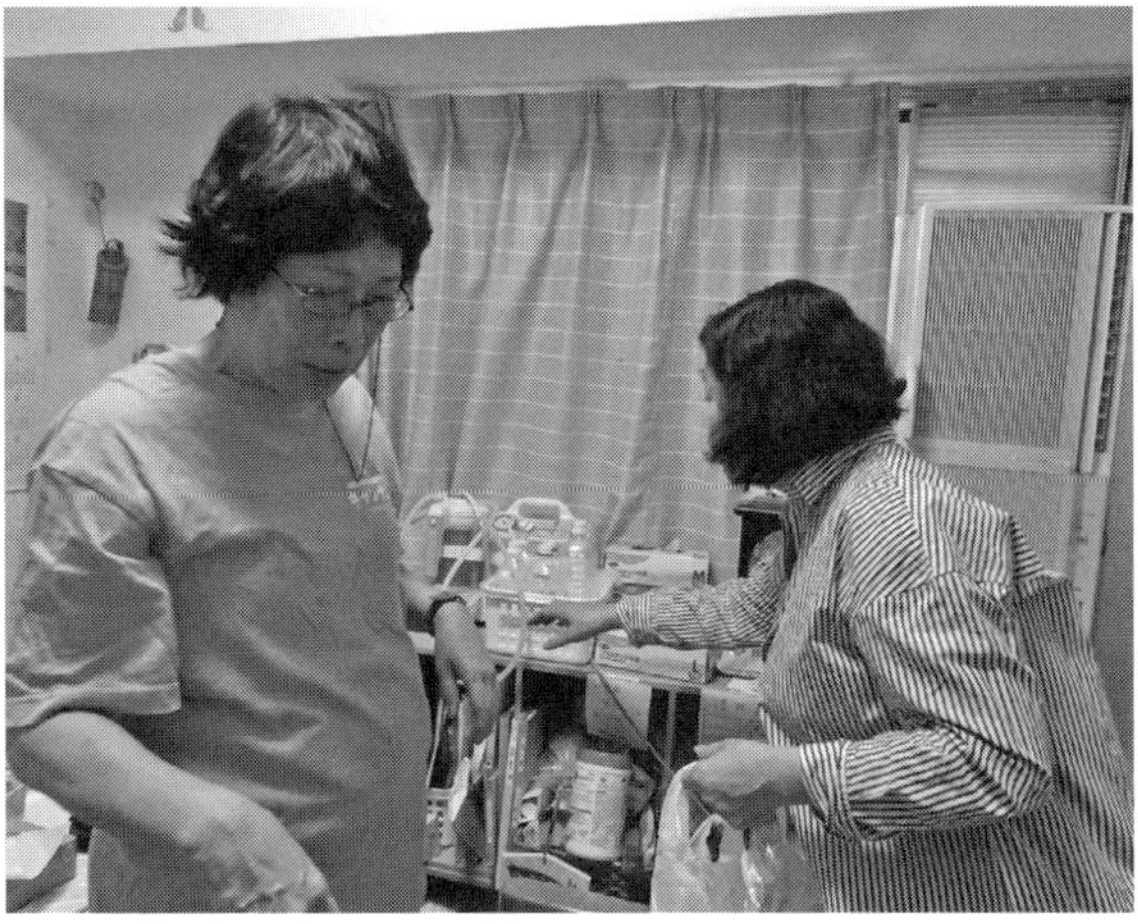

シェアハウス入居者でALS患者の外出準備中

ちゃんからは、部屋代として数万円を受け取っていただけで、そろえた家具や寝具、衣類、食事代も、すべて富士さんの持ち出し。鹿児島の男性も、1年ほどで亡くなった。

だが、2人を見送ったあと、富士さんは無理がたたって体調を壊し、このアパートのシェアハウスは終わった。

## ■キャンナスは楽しみや生きがいを支える

名古屋市北区にあるマンションのシェアハウスに、最初に入居したKさんもALS患者。病院で気道と食道の分離術を受けて東京オリンピックを見たい、それまで生きたい、と願うKさんの希望を叶えるため、手術をしてくれる医療機関を探した。手術後1年ほどは、口からの食事もでき、その後は胃瘻を造設した。このシェアハウスなら看護師がいるので、人工呼吸器や胃瘻の管理も安心。Kさんからは11万円の年金から支払える限度の10万円を受け取り、家賃・食費・その他すべてをまかなう。

79歳でALSを発症した一人暮らしの女性は、施設に入居したものの、ベッドから足を下ろすことも許されず、外出できない状態でいた。「人生、もっと楽しみたいから人工呼吸器装着したのに、どこにもいけないなんて」とつぶやいていた。入居前からつながりのあった冨士さんは、その話を聞いて「毎日、安静にして長生きする人生と、多少の危険があっても好きに生きる人生、どちらがいい？」と、本人と家族に問いかけた。女性は、施設を出て冨士さんのところに行くと決断し、家族も賛成した。「ここに移ってきたその日にすぐ、付き添い付きでコンビニとドラッグストアに行きました。よほど、外出や買い物がしたかったのね」

81歳の今、女性は手描きボードを通して意思を伝える。アイパッドを使いこなしてラインなどで社会とかかわっている。人工呼吸器もつけ、歩行はほぼ困難。それでも、音楽やダンス、外出の大好きな女性は、数カ月に一度、おしゃれをして劇場や買い物に出かけ、趣味を楽しんでいる。行く前も、おしゃれの

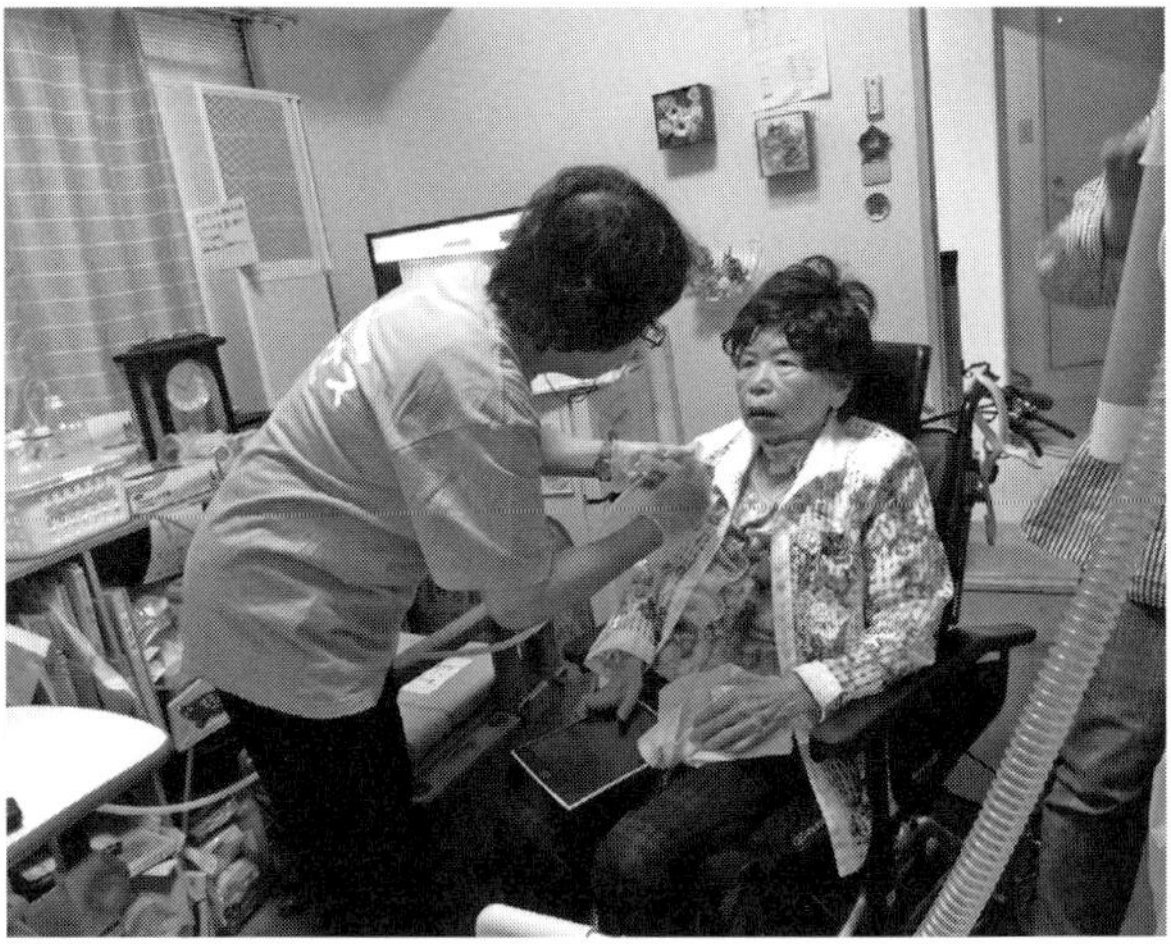

いざ外出、の前に人工呼吸器をチェック

計画など楽しい悩みがたくさんある。外出に向けて体調を整え、姿勢保持の練習もする。その外出に付き添うのは、キャンナスの看護と介護の2人態勢。呼吸器、蓄電池、吸引器、注射器なども準備して、介護タクシーで往復。その準備から帰宅までを支援する。介護保険の訪問看護報酬は、30分以上60分未満で9000円弱。しかも、観劇のための外出介助は医療保険・介護保険では認められないので全額自費になる。2人態勢となると、4、5時間の外出で5万円はくだらない。しかし、「キャンナス名古屋」では、看護師でも1時間1000～2000円程度で支援する。

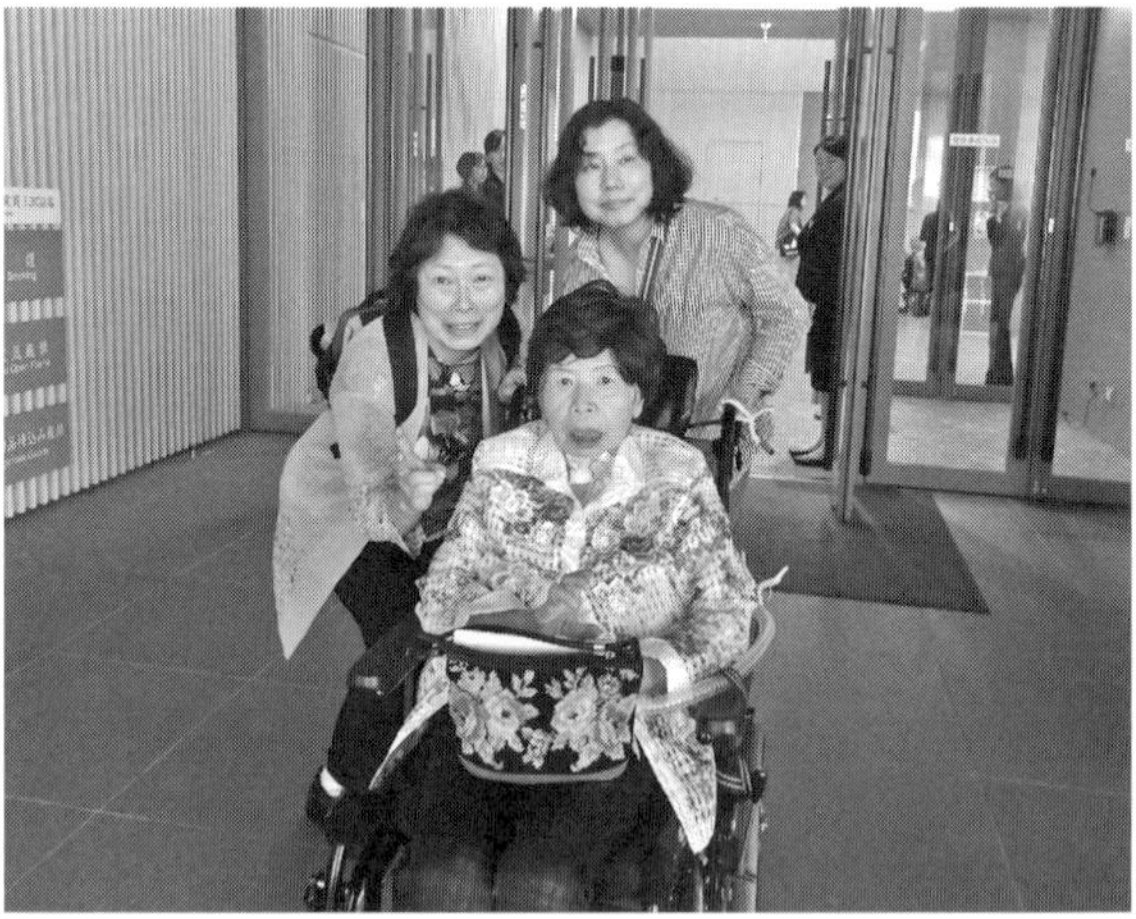

御園座玄関前で。女性を囲む冨士さん（左）と、キャンナス桑名メンバーの水谷由美子さん

## ■住宅型有料ホームを開設

入居者だけではない。夫婦二人暮らしで妻を看取ったばかりだった男性を、３週間後に訪れると、マンションから飛び降りることばかり考えていた。冨士さんは、男性に、妻と一緒にキャンナスで花見など、あちこち出掛けた折の動画をＤＶＤにして届けた。「あ、笑っとる、動いとる！」とＤＶＤに見入る夫に、冨士さんは「生きてるよね、お父さんの心の中で。奥さんのためにも元気になって生きないと」と力づけてきた。その後も折にふれて訪問し、グリーフケアにも力を注いでいる。もちろん、利用料などまったく算定できない。

フォーマルな制度だけでは、生きるための希望や人生最期の望みの成就などを支えることは難しい。「それなら、キャンナスで支えよう」、それが冨士さんの決断だ。２０１９年秋には、同じ区内に、新たなシェアハウスが住宅型有料老人ホーム※として誕生し、現在の入居者は全員、そちらに引っ越す。人工呼吸器装着の人のために、停電に備えて自家発電用のソーラーシステムを完備した。部屋数は20室になる。建物の１階にヘルパーステーションを開設する予定だ。

さらに、40代の入居希望の男性には、からだは動かなくともなにか頭脳労働で収入を得ら

※２０１９年10月に名古屋市北区に住宅型有料老人ホーム「ななみの家」を開設。

れる道を探したいと考えている。ほかにも公共交通機関を使って講演に行ったり、新幹線で東京でのへイベントに行ったりと、前向きに活動をしているALS患者の入居者もいる。楽しみのサポートだけでなく、人生の目的達成の支援もしたい。「キャンナスならそれができる」と冨士さんは考え、実行してきている。

（野田真智子）

# 第Ⅲ章

# キャンナスのやりがいは？

## ――アンケートからみる多様な各地の拠点

川名佐貴子

# キャンナスアンケート結果分析

## ■キャンナスとの出会い

本章では各地のキャンナスへのアンケート調査の結果を紹介していきたい。ボランティアナースって何をする人、キャンナスってどういうネットワークなの？　という初心者にも、できるだけ全容をわかりやすくお伝えしたいと思っている。

個人的なことだが、菅原代表とは、今まさにキャンナスを立ち上げようとしているときに、取材をさせてもらったのが出会いだ。業界内では、一番長くキャンナスを見てきた取材者といってもいいのではないかと思う。

地方紙の記事でみつけて、飛んで行った。なぜ、注目したのかというと、当時、福祉業界では「有償ボランティア」を巡る議論が活発に行われていたからだ。有償のボランティア、すなわちお金をもらって行うボランティア活動だ。

おこづかい程度でももらえれば、やってもいいという人は増える。頼むほうもタダでは申し訳ない。庶民の肌感覚で生まれた日本的な助け合い活動だ。当時は介護保険制度もまだなく、在宅福祉サービスも手薄。必要から全国的なムーブメントになっていた。

ブームのなかでも、看護師がやる有償ボランティア活動は聞いたこともみたこともなく、初めてだった。

看護師といえば、病院のなかにいる人だ。訪問看護ステーションの制度も始まったばかりで、おそるおそる現場が動き出していた時期でもある。病院のなかで守られていた看護師が、一人で患者の家を訪問し、看護の仕事をした後で、帰る前にはお金をもらってこないといけない。看護はプロでも「領収書の書きかたもろくに知らない」など、看護師がいかに世間知らずかという意見は、取材するなかでもよく聞こえてきた。有償ボランティアとはいえ看護師さんに事業なんかできるのだろうか、というのが、出会いのきっかけとなった記事を読んだときの率直な感想だった。

初めて会った菅原代表は、私のなかの看護師のイメージをいい意味でひっくり返してくれた。その取材のとき、「熱いマインドだけでなくソロバン勘定（経営センス）と両方あるから、きっとうまくいく、と言われたのをよく覚えてるわ」と、菅原代表によく言われ、そのたびに冷や汗をかく。その後の菅原代表の活躍ぶりをみれば予言通りだったわけで、無礼は許していただければと思う。

あのとき、産声をあげたキャンナスが、着実に成長を続け、拠点が全国でとっくに100を超え、さらに続々と増え続ける状況にあるという。介護保険制度ができて、訪問看護ステーションも今ではすっかりポピュラーだ。ケアマネジャーに頼めば訪問介護サービスなども手配してくれる。このように地域で介護をめぐる状況は様変わりしているのに、変わらずキャンナスが看護師たちをひきつけるのはなぜか。そんな思いをもって、アンケート調査の結果を紹介していきたい。

## ■拠点の設立主体と代表者

調査を行ったのは、2019年6月。本部にメールアドレスの登録のあった100団体を対象にアンケートを送付。回答があったのは34団体。3割程度の低回収率だった。この間、本部から督促もしたが、効果なしというところが、キャンナスらしい。本部からのトップダウン型の組織ではないことが図らずも証明されたと言える。電子メールやSNSを駆使して活動しているイメージがあったが、こまめにメールをチェックしている人は少数派で、案外アナログな人が多いのも発見だった。

まず、キャンナスに併設している事業の有無、事業のある場合は何の事業なのかを尋ねた。

結果からいうと「併設事業所なし」が31か所中17か所でいちばん多かった。つまり、キャンナス活動だけを行っている団体だ。

併設事業所がある場合は、いちばん多いのは、訪問看護ステーションで10か所。訪問看護ステーションだけのところもあるが、定期巡回随時対応型訪問介護看護とコミュニティカフェの組み合わせや、居宅介護支援事業所（ケアマネ事業所）、小規模多機能型居宅介護とコミュニティカフェの組み合わせなど、地域で大きく事業展開していると思われる事業所もみられた。

訪問看護ステーション以外の併設事業所としては、訪問介護、福祉介護タクシー、患者搬送を併設していたり、コミュニティカフェなど介護保険外のサービスをあげた

■キャンナス以外の併設事業

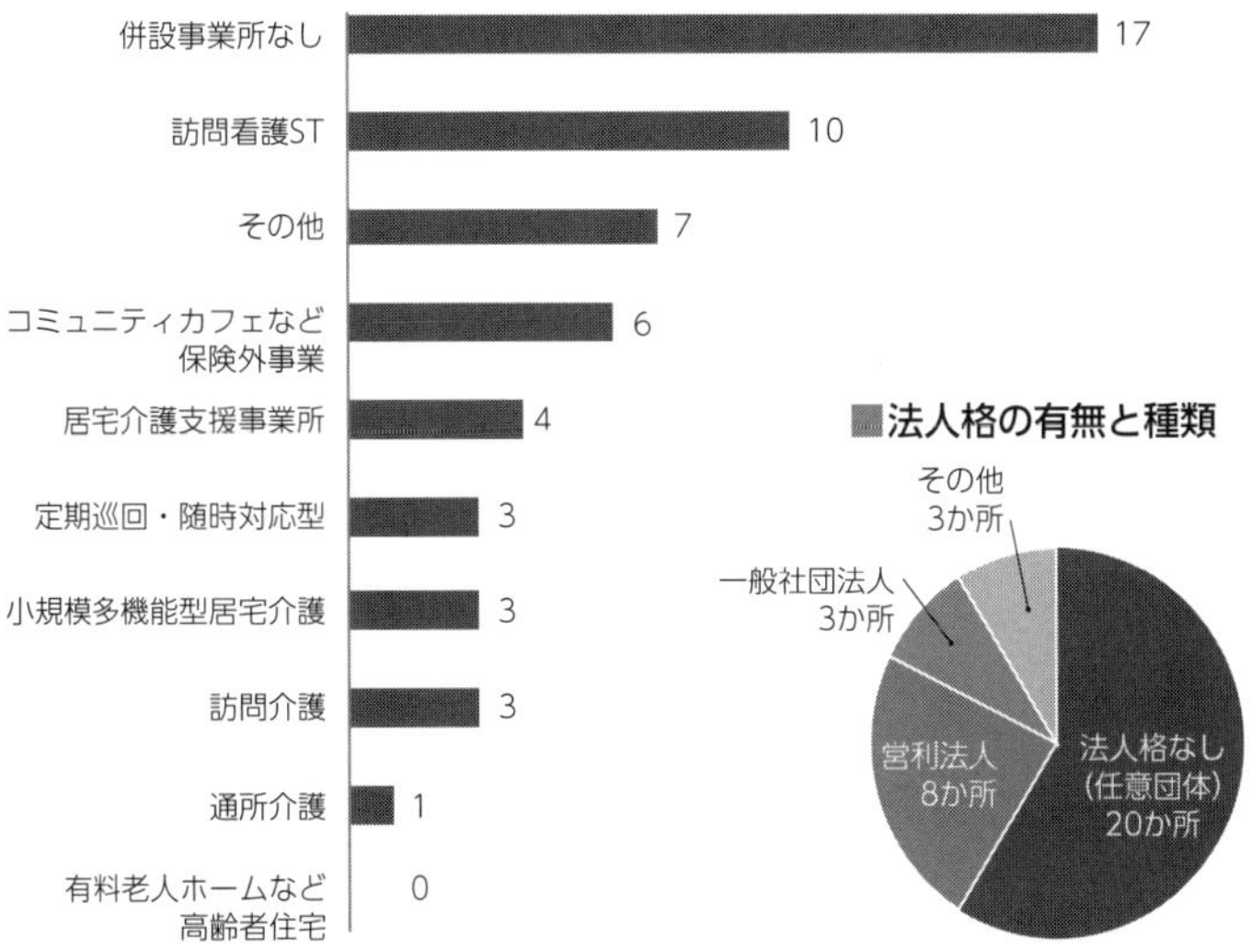


■法人格の有無と種類

団体もある。

法人格の有無については、「なし」が20か所。

法人格のある事業所では、営利法人が最も多く8か所、一般社団法人が3か所、NPO法人や合同会社など「そのほか」が3か所という結果になった。一般社団法人は会員2人から設立ができることから、非営利で事業を立ち上げたいという考えの人がよく使うようになっている法人格だ。

代表者のもっている資格は、当然だがいちばん多かったのは看護師・保健師で27か所。31か所全員にならなかったのは、法人格の代表、つまり会社なら社長、一般社団なら理事長に、キャンナス代表以外の人が就任しているケースがあるためだ。

看護職の次に多かったのはケアマネジャーで18か所。事業はしていなくても、医療だけでなく介護にも熱心な人が多いといえそうだ。

介護福祉士、社会福祉士も各1名ずつ。そのほかとしては、認知症ケア専門士、産業カウンセラー、保育士、ラフターヨガリーダー、衛生管理士、姿勢調整師などさまざまな資格のほか、大学教員という記載もあった。

立ち上げからの年数をみると、いちばん多かったのは、3~4年未満で13か所。次が5~10年未満の8か所、10年以上は6か所。5年で区切ると、5年未満と5年超が約半分ずつだった。

立ち上げからの期間と法人格の有無を分析した。2年未満の場合は、すべて任意団体。一方、10年以上も任意団体のままというキャンナス拠点もあった。法人格をもって訪問看護ステーション事業と両輪で取り組むか、任意団体としてボランタリーな取り組みを中心としていくのかは、後からかわるものではなく、そもそも何をしたいのかというスタート時点の思いと関係があるといえるのかもしれない。

## ■開設の動機と提供サービス

では、その「そもそも」は何だったのか。キャンナスを始めようと思った動機を尋ねてみた。個人的に注目していたのは、「訪問看護ではできない〈暮らしの手助け〉がしたい」「制度での訪問看護への〈上乗せ看護〉が必要」のどちらを重視しているかだった。前者の「暮らしの手助け」は生活への支援、後者の仕事の内容は本職である「看護」。

結論は「暮らしの手助けをする」のが動機と答えたキャンナス拠点が25か所。2番手は、「看護師として地域貢献したい」で18か所。「訪問看護への上乗せ看護」は15か所で3番目の動機となった。「目の前に困っている人がいた」も14か所。約半数のキャンナス拠点は、困っている人を前にして、いても立ってもいられなかったのが立ち上げの動機で、その支援の内容については、ほとんどのキャンナス拠点は、「支援内容が看護でなくてもかまわない」と考えていることがわかる。

ちなみに、「主婦だった看護師が地域で働ける場をつくりたい」は4か所だった。潜在看護師の掘り起こしは菅原代表がキャンナスを始める大きな目的の一つになっていたものだが、訪問看護ステーションは2018年には1万か所を突破、デイや訪問入浴など介護サービス事業所も地域に増え、子育てなどでブランクがあっても看護師は引っぱりだこ。そんな時代になっていることも影響しているのだろう。

アンケートでは、「通院時の付き添い」も行うキャンナス。具体的な支援内容は多様だ。「看護」も「生活支援」「通院時の付き添い」「通院以外の外出の付き添い」が23件で最も多かった。「宿泊付きの旅行の付き添い」の10件も足すと、「外出系」はニーズの多い支援だ。介護保険の訪問介護には、「通院等乗降介助」という報酬区分があるが、通院時の車輛の乗り降りを支援することが給付対象だ。医療機関に行って、受付や支払いをしたり、一緒に受診するなどのニーズはあるが、公的なサービスではカバーできない部分である。

次いで多いのが、喀痰吸引。人工呼吸器をつけている難病患者や医療的ケア児の痰の吸引は、命にかかわるため、家族は常にそばにいなければならず、ちょっとした買い物にも行か

## キャンナスを立ち上げた動機

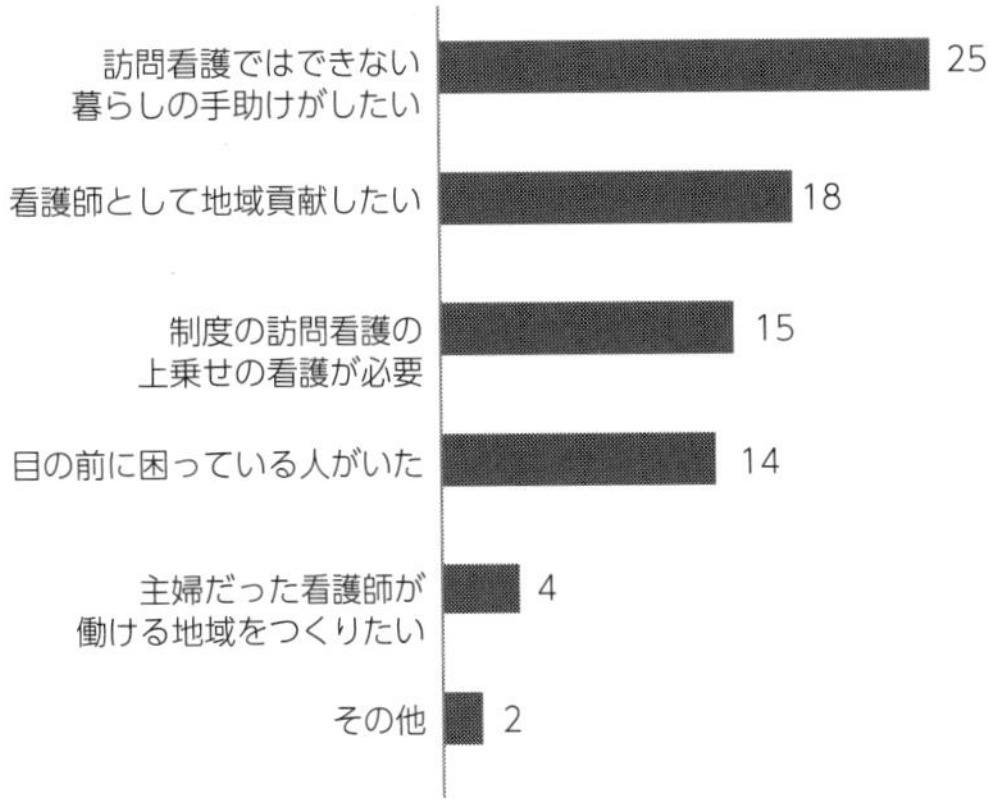


## これまで提供したことのあるサービス

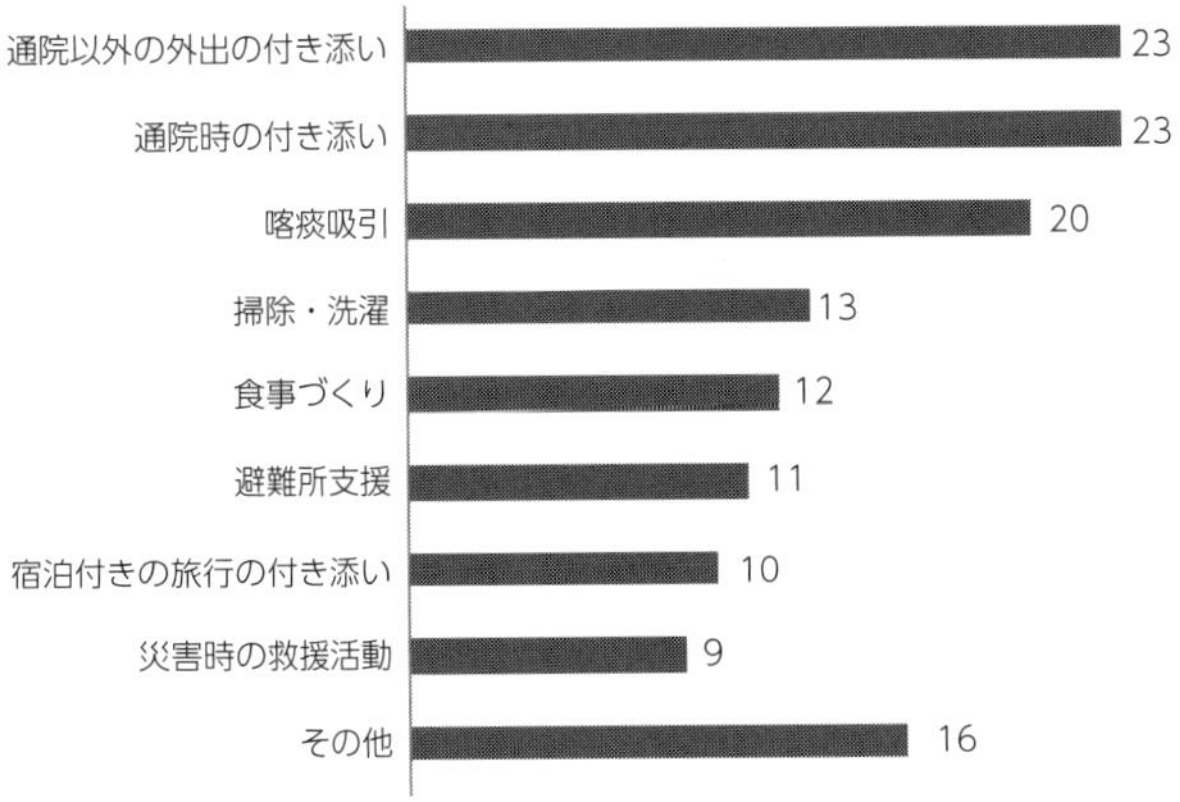

れない。ましてや、自分のための外出など、望むべくもない。

制度上は、介護職も研修を受ければ喀痰吸引ができるようになっているが、まだまだ人数も少なく、看護師が求められている。アンケート項目では別々になっているが、痰の吸引が必要な人の外出支援といった、重複した需要もある。

アンケートでは、記述式で「いちばん印象に残っている支援」について書いてもらったが、複数の拠点であげているのは、孫などの「結婚式への参加」だった。医療的なケアや介護が必要な場合、多くはあきらめざるえないが、看護師の支えが不可能を可能に変えた。ご本人や家族の喜ぶ顔が目に浮かぶようである。

提供したことのあるサービスとして掃除・洗濯をあげているのは13か所、食事づくりは12か所。「そのほか」も16か所。泊まり込み介護支援、看取り、重度障がい児の通学支援、難病患者のお子さんの運動会の付き添い、一人暮らしの高齢者の見守りや日常生活の困りごとの手助けなど、多様なサービスを提供していた。

## ■サービス提供の対価

サービス提供の対価として、いくらもらっているのかを聞いた。1時間あたりの料金で、いちばん回答が多かったのは1600円で10か所。最も安かったのは800円、一方、高かったのは3000円だった。

サービスの種類や、看護師が行うのかそれ以外の人が行うのかで料金を分けて設定している拠点もある。たとえば、看護師なら1500円、介護・見守りは1000円など。あるいは、最初の1時間だけ、看護師1500円、介護職1250円と差をつけて、2時間以降の延長は同料金、と工夫しているところもあった。

介護保険での訪問看護の報酬は1時間以上1時間半未満では約1万1122円（加算なし、2020年4月現在）。比較すると、キャンナスの利用料は約5分の1のボランティア価格だ。しかし、介護保険サービスは、多くの利用者は1割負担のため、利用料は1時間1100円程度。実際に利用者がお財布から出す金額で比べるとキャンナスのほうを割高に感じることになる。

仮に1時間1600円でも、5時間なら8000円。1泊となれば結構な金額になる。介護保険の自己負担が2～3割の高所得者には利用料を高くし、1割負担以下の人にはより安く利用できるよう料金設定しているキャンナス拠点があるのはこのためだろう。

最後に、現在の利用者数を尋ねたところ、多かったのは1～5人。11人以上も5か所あったが、ゼロも9か所。キャンナスとして、常時、多くの利用者を抱えて組織的に動いているところは少なく、どちらかというと副業型といえるのだろう。

組織の形態も事業の規模もさまざまだが、誰かの役に立ちたい、地域や社会に貢献したいという思いは共通。本部の指示だからといって右向け右にはならない、強い思いによってのみ結ばれているゆるいネットワーク。加えて、案外アナログ。

以上がアンケートにみるキャンナスだ。社会保障財政の先細りを見越して、「保険外」の自己負担によるサービスに活路をみいだそうとする介護事業者は増えてきており、ただの上乗せサービスの提供なら将来的には埋没しかねない。しかし、ナースたちの困っている人の役に立ちたいと思う志や熱い思いは、近年被災地支援にも向かっている。そしてコロナ禍である。型にはまらない柔軟性は変化の時代にはますます求められる。時代や人々の要請に応じ続けている限り、キャンナスは必要とされ続けるのだろう。

## アンケート自由回答から
### 「思い出に残るご利用者」「次の人に伝えたいこと」

## ■失明を免れた子どもへの時間で社会貢献に

キャンナス函館　竹内節子

ご本人は脊髄損傷。家族とヘルパーステーションでは対応できなくなる時間の排便時のオムツ交換を依頼されました。普段は、浣腸をして排便コントロールをしているのですが、稀に、夜間に便が出てしまうことがあり、そうなるとヘルパーステーションで対応はしてくれないので、来てくれそうなところがあるだけで、安心して食事ができると大変喜ばれました。

私の子どもが、両目の視力を失うかもしれないという事態に遭遇し、自分の人生は子どもにすべて使おうと思っていました。幸いにも視力が保たれており、子どもに使うつもりだった時間を困っている人のために使いたいと思ってキャンナスを始めました。

## ■病院では絶食でも家では食べられる

キャンナス札幌　真鍋智美

肺がんで入院中の看取り期にあるお父様を在宅でお世話したいご家族から退院のご相談を受けました。入院中は絶食でしたが、家では食べたかったものを口にして、吸いたかった煙草に火をつけてもらい、家族みんなでお父様の喫煙姿に喜びの涙と笑い声に包まれた貴重な時間に同席しながら、命の瞬発力を実感しました。一緒に一人一人のダイヤモンドを大事にしていきましょう。

## ■地球規模で考え、地域レベルで行動、目指す

キャンナス釧路　竹内美妃

酪農業を営む看護師です。浜中町農協と連携して開設した「ＪＡはまなかデイサロン」は、今年で開設13年目を迎え、多くの農村の高齢者福祉にかかわる農業関係者に注目いただき、視察者が訪れるところとなりました。地域の高齢者が健康であることは同居する家族の介護負担の軽減となり、安定した酪農経営ができ、酪農を生業とするこの地域全体の活性化につながります。その好循環の一助を、私「キャンナス釧路」も担えるようこれからも質の高い看護を提供していきたいと思っています。

横浜市内の病院の救命救急センターで働く傍ら、休日を利用して、地域で看護師資格を活かそうとキャンナスの発会当初からともに活動をしてきました。国際緊急援助隊医療チーム員として海外の被災地での看護活動を経て、生業として酪農業を営むようになった今も、常に「地球規模で考え地域レベルで行動する」看護を心がけています。

## ■少しずつでも活動を続けたい

キャンナス弘前　**阿部明美**

施設入所されていた方が、ご自宅での看取りを希望されて利用していただきました。ご家族と一緒にケアをさせていただいたりし、酸素も点滴もせず、1週間ご自宅で過ごされて逝去されました。少しずつしか活動はできていませんが、依頼を受けていくと何の縛りもなく自由に看護を考えることができるキャンナスが本当に大好きで楽しいです。

## ■デイサービスでも看取りケア

キャンナス白河　**田中こずえ**

うちのお泊りデイサービスでは、看護師の私が24時間通してケアできるので、ホームホスピスの役割があります。治療手段はもうないということで、末期の女性が退院を告げられ、看取り目的で私の所へ来ました。連日ご家族が面会に来ていましたが、本人のたっての希望で自宅に。モルヒネを打ちに行ったり、ご家族の傾聴を行いながら自宅で看取り、エンジェルケアも行うことができました。キャンナスを始めたのは、デイを休んだ利用者さんの様子を見に行ってほしいというご家族からの依頼があった時に応えられるようにしたかったのが動機です。

## ■震災派遣に特化、研修三昧です

キャンナス館山　石川浩美

介護保険が始まって6年経った頃、制度にがんじがらめでQOLの乏しい利用者を目の当たりにして疑問をもち、キャンナスを始めました。結婚式の時にママがドレスでお披露目しているので赤ちゃんの面倒をみて、赤ちゃん登場の時にママに渡す裏方とか、転院するため救急車に同乗して人工呼吸器の管理や吸引、老老介護者の在宅生活を継続するため、泊り込みで夜間の見守りもしました。東日本大震災での避難所支援で多くのことを学びました。地域包括ケアシステムが始まり、地域ボランティアの普及もめざましく、現在は震災派遣に特化することとして、防災士の資格をとるなど研修にあけくれています。

## ■キャンナス仲間のおかげで続けられます

キャンナス新小岩　長崎佐智江

訪問看護ステーションに勤めながら、それも幼少の子どもが居て私にできるだろうか?と悩んでいた時、菅原代表の「貴女がやる!と手を上げたら一人が救われるのよ。子どもはいずれ手が離れるから、自分のペースでやればいいの」とおっしゃってくださり、勇気をもって発会式の日を決めたのが昨日のことのようです。一人ではなく、常にキャンナスに登録してくださっている皆さんが知恵やアドバイスをくれ、協力をしてくださるので続けています。

## ■あんなに叱られたのに覚えていてくれた

キャンナス池袋　**蔦田紗希**

認知症グループホーム入所中の女性利用者と娘さんからの通院同行依頼。スケジュール帳に予定を書き込んでいたのだが、違っていて、激怒の電話が娘さんから入っていました。その数か月後、「明日通院同行お願いできますか、風邪をひいてしまい」と娘さんから電話。日程の食い違いがあった苦い思い出や、困った時に第一に浮かんだ存在になれたことが印象的でした。地域包括支援センターに勤務していた時に、介護保険制度では対応できないことがしばしばあり、歯がゆさを感じていました。キャンナスなら、やりたいことをやれる時に困っている人に必要なことができます。働き方改革にもなりますよ！　今私は楽しんでキャンナスをやっています。

## ■支援する側も支援されている

キャンナス横浜港南　**石野ゆみ**

今亡きその方は穏やかで温かいクリスチャンの紳士でした。外出の送迎をお手伝いさせていただく道中はとても楽しく有意義な時間でした。「僕は本当に幸せだ」が口ぐせで何気ない会話の中に私もこんなふうに年齢を重ねていきたいと思わされ、身体的な支援をしながら私はその方から心の支援をいただいていました。今も傍らにその方の著作があり、心が重くなった時、パラパラと開き励まされています。キャンナスの支援は手助けしている者がかえって多くの支援をいただくことがあると実感させていただいた方でした。仕事に時間をとられ、まだ活動らしきことはあまりできていませんが、「出来ることをできる範囲で」を大切に自分にできることを心をこめてさせていただきたいと思っています。

## ご自宅に帰れば、家長の威厳

キャンナス相模原南　**原田成子**

がん末期で緩和病棟に入院中の方が、年末、家族の恒例行事となっているお餅つきに行きたいということで同行しました。到着すると、30余名が主《あるじ》の帰宅を今か今かと待ちわびていました。着くや否や次々に挨拶に来られるご親族に対し、お一人ずつ名前を呼んで近況報告を訊きつつも前庭でのお餅つきの指南までテキパキとされていました。不安を抱えての一時帰宅でしたが、苦痛対応処置は出番ナシでした。

## ■安い人材派遣という使われ方は心外

キャンナスさいたま　上田浩美

がん末期のご利用者さんが、娘の結婚式に出席したいというので付き添いました。制度では補うことができない隙間を埋め、その人なりの生活をしてほしいのが始めた動機ですが、制度でできることは制度で行うべき。安い人材派遣という使われ方をすることもありますがとても不本意です。医療機関の何でも屋ではありません。

## ■難病でもコンサートに行きたい

キャンナス沼津　小風彩子

印象に残っているのは、難病で腹膜透析をしながらも車いすで大ファンの歌手に会いたくて、全国のコンサートをまわっているバイタリティあふれる女性の付き添い。コンサート当日は、飛行機、新幹線を乗り継いで現地入り。3年後に、「今度は東京中野に行きます」と再度依頼を頼まれましたが、遠くだったため、メーリングリストで支援を呼びかけて、別のキャンナスにお願いしました。「できることをやればいい」をモットーに、あくまでも家族の代わりというスタンスがぶれないように気をつけています。現在フルタイムの仕事をしつつ、無理のない範囲で活動しています。

## ■海外赴任中のご家族に代わって

キャンナス熱海　河瀬愛美

初めての依頼は、「海外で仕事をしているため、入院している母を家族の代わりにお見舞いに行ってほしい」というものでした。車いすで散歩に行ったり、病院のレストランでお茶をしたり、海外の娘さんとの時差を考えてお見舞いに行き、私の携帯に電話をしてもらい、お母様と会話をしてもらうことで、お互いに安心できるようなサポートをしました。退院後に施設入所されたお母様に定期的に会いに行ってもらえないかと依頼があり、その後も週に1度ほど訪問しました。3年ほどかかわらせていただき、ご利用者様は永眠されました。キャンナスがあったから出会えたと思います。私は夫婦で始めた介護タクシー・訪問介護事業を運営していくなかで、介護の中に看護師が必要だと感じ、1人からでもなにかできないだろうかと、ネットで情報を探しているときにキャンナスに出会いました。

## ■胃瘻でも披露宴では口からフレンチ

キャンナス清水　橋本直美

看取り状態で退院した82歳の脳梗塞後遺症のご利用者が、孫の結婚式への参加を希望され、付き添い。静岡から軽井沢まで車で移動し、胃瘻、吸引器持参で参列。しかし、驚いたことに披露宴では、フランス料理を口から食べ、胃瘻は使わずにすみました。命の力はすごいですね。目の前にいる人の願いを真剣に考えて共に歩いて行くことで夢が叶うと思います。

## ■専門的知識とスキルが活かせる活動

キャンナス犬山　**須田敏枝**

結婚式同行支援の依頼が多く、10回程度同行しております。医療的視点がないと外出がままならない方々がそのような場所に社会参加できることは大きな歓びです。公的資源では賄いきれないため、とてもやりがいがありました。専門的知識とスキルの活かせる活動です。

## ■がん末期、「ふるさとに帰りたい」

キャンナス豊山　**宇佐見千春**

がん末期で一人暮らしの方がふるさとに戻りたいと希望があり、名古屋から福島への移送の付き添いをしました。桜の美しい時期で印象深い思い出です。

原点を忘れず、自分でできることをできる範囲で地域の人のために地道に活動しています。「あなたに会えてよかった」と言われるのが、活動の最大の喜びです。

## ■制度でできなかったことが、頭を離れず

キャンナス長久手　服部志津子

ご本人のやりたいことは、制度では実現不可能なことが多い。がん末期の方を介護していたご家族から不安で泊まってほしいと希望があったにもかかわらず、実施できずそのことがずーっと頭に残り、介護が必要でも病気になってもやりたいことを可能にする支援はないかと考えていた時、キャンナスを知り、同じ思いを持っている仲間とスタートしました。細く長く続けていきたい。

## ■100キロ先のホスピス見学に同行

キャンナスわじま　中村悦子

一人暮らしのがん患者さんが、ホスピスの見学に行きたいということで付き添いました。100キロ先だったので、疲れた様子でしたが、車いすで見学し、買い物をして、お寿司も食べて「もう思い残すことはない」と入院を決められました。最後に会いたいと言っていると連絡をいただき、伺いました。その後数日にお亡くなりになりました。

## ■心を開いてくれた時の感動は忘れられない

キャンナス加賀山中　安實典子

外出をきらい、他者をよせつけず、プライドもたかい。半年風呂に入れなかったのを、キャンナスの活動で、心をひらいてくださり、私とならお風呂に入ってもいいと言ってくれ、風呂場で二人で泣いたことは忘れられません。キャンナスでは、自分らしい看護を突き詰めてできると思います。既存のサービスとうまく組合せをすれば、目の前の人の〝困った〟に応えてあげることができると思います。

## ■結婚式に参加後、退院ができた

キャンナス高岡野村　**長守加代子**

慢性期の病院で療養中のお父様に自分の結婚式に出てほしいので付添をしてほしいと娘さんからご依頼をいただきました。お父様は、気管切開をした状態で病状も不安定。父子家庭で強い結びつきを感じました。結婚式に参列中のお父様と娘さんの笑顔ときたらなかったです。その後リハビリを頑張られ、現在は娘さん夫婦と同居生活をしておられるそうです。慢性期病院において高齢者の退院は本当に稀なことですが、ご家族がお父様を思う気持ちが、お父様の歓びとなり生きる原動力になりました。そんな場面に居合わせることが許されるキャンナスって本当に素敵な活動だなと思います。

## ■めげずに続けることが社会貢献に

キャンナス東大阪　**藤原知美**

思いはあるのにさまざまな理由から活動できてないことがあっても、めげずに窓口を開けているだけで社会貢献だと思い、進んでいってください。必要な方とは必ずつながります。これはわたしに対する自分からのエールでもあります。

## ■訪看STとの両輪で360度のサポート

キャンナス宇治　**水口絹代**

がん末期の男性がお孫さんの結婚式に出席するということで、看護師同行の依頼あり。吸引器持参で同行し、無事に帰宅。３日後に天に召されました。１人の方を３６０度すべての方向からサポートできるように、訪問看護ステーションも立ち上げ、キャンナスと両方頑張っています。

## ■看護師だからこその「受診同行」

キャンナス生駒　**安原忍**

１年ほどの活動で、まだまだキャンナス生駒への活動依頼は少ない状況ですが、少ないなかでも一番多く依頼があるのは、「受診同行」です。ご本人からの依頼もありますが、ご両親が生駒にお住まいで、遠方に住んでおられる息子さんや娘さんからの依頼も増えてきました。受診同行では、同行希望をしっかりとお伺いし、受診後にご家族に状況報告を書面で行うことで喜んでいただいています。

印象に残っている方は、治療方針が保存的療法といわれていたものの、方針転換で手術を提示された方がいました。ご本人もしっかりされているため、医師の説明が本人に理解しやすいように、また本人の不安を解消するために質問を行いながら、本人が手術についてどうするか選択できるように調整を行いました。その利用者の方は、手術を選択し、無事手術を受け症状も緩和し、よく出かけらるようになられました。医師とご本人との調整役として、動くことができるのも看護師であるからこそと思います。今後も様々な依頼に対応し、困りごとの軽減につながればと思います。

## ■一時帰宅でモチベーションアップし、退院

キャンナス宍粟山崎　**森蔭都**

難病で入院生活が長期（2年くらい）になっていた方。家に帰りたいというご本人の願いを夫が叶えたくて、依頼がありました。リクライニング車いすで、吸引が時々必要で、内服

介助とあとは見守りだけでした。外出後、本人のモチベーションがすごくあがり、車いすで座位保持が可能になり、退院できました。今も訪問看護を利用中です。病気にいつなるかはわからないし、いつ、誰がどこでどうなったとしてもお互い支え合える社会に少しずつ近づくといいなと思い、活動しています。

## ■他機関と連携し、外出の夢を実現

キャンナス長崎佐々　竹田志穂美

デイサービスを生き甲斐にされていた方が腎不全悪化に伴い、特養へ入所したもののデイへの外出を希望され、事前調整、当日同行でかかわりました。当日のご本人の笑顔を家族も喜ばれ、亡くなった後も外出が出来たことを喜んでくださった。制度・所属・職種を越えて、地域で活動ができる自由度の高さと、想いのある方とともに、地域の困った方の手助けができることは、地域の互助力向上、地域の下支えを強めることに繋がると感じています。できることをできる範囲で、無理を強いる風潮のなか、自分らしくやりたいことができる。私にとってキャンナスは夢を叶えるツールとなりました。

# 菅原さんに叱られた日が懐しい

武藤康子

片瀬海岸に住んでいた時に、保健所が紹介してくれたのが菅原さんです。入院していた長男が退院し、まだ生まれたばかりの次男の世話もあって大変な時でした。訪問看護ステーションにもお願いしてみたのですが、「遠いから行けません」と断られてしまいました。自宅まで尋ねてきてくれた菅原さんは、とってもオシャレな方で、「訪問看護のボランティア組織を立ち上げようと思っていたから、ちょうど良かったわ」と快く引き受けてくださいました。そうなんです。うちがキャンナス設立直前の最初の利用者だったのです！

菅原さんのおかげで、長男を看ていただいている間に、私は次男と散歩に出かけることができました。その後、引越し、新しい訪問看護ステーションを利用するようになったため、菅原さんにお願いする回数は減っていきました。

そんなある日、幼児だった次男が凄い勢いで吐き出しました。

主人は仕事、母は珍しく外出中。頻繁に痰の吸引が必要な長男と吐き続ける次男を、私1人で病院に連れて行く事は不可能です。普通の訪問看護ステーションには、決められた曜日のみの訪問と看護内容が終わったら帰るという決まりがあり、兄弟が病気になった時のただの留守番は出来ません。

吐き続ける次男を見て、「お腹の病気でなく、お兄ちゃんと同じ脳炎だったらどうしよう」と、不安で一杯になりました。「そうだ！　キャンナスに電話しよう！」。でも、急に来てくれるかはわかりません。ドキドキして電話しました。

電話に菅原さんご本人が出ました。「わぁ～、菅原さん、いた～。トシが、トシが、吐き続けてて……。私は、泣き出してしまいました。

すると、彼女は、「しっかりしなさい！　ヨシ君がてんかん発作を起こしても毅然と対処しているあなたが、トシ君が吐いただけで何取り乱してんの！」と、私を叱り、その後、直ぐに優しい口調で、「私が今すぐに行くから、安心しなさい」と、言って来てくださいました。幸い次男は、お腹の風邪だっただけでした。

初めてお会いしてから20年以上、キャンナスは全国規模の組織になったのですね。やはり、公的な制度では網羅できない部分を補ってくださるこうした組織は必要だと思います。

菅原さんに叱られた日を懐かしく思い出します。

# 在宅で療養・介護生活を送るために！

淑徳大学総合福祉学部教授　結城康博

ひと昔前、稀に裕福な家庭で24時間体制の看護師を雇えるケースを除き、医療的ケアを伴う障害児（者）や高齢者は、病院で療養することが基本であった。看護師が在宅へ出向き医療的ケアを施すといったスタイルが社会で一般的になったのは、まだ30年経たない最近のことだ。その意味では、今、訪問看護師として病院や施設以外の場で働く人材が増えたことで、在宅療養・介護のスタイルが普及していったといえる。

筆者が看護師らのインタビュー調査を経て感じたことは、病院や施設で働く看護師と、訪問看護師の思いが大きく違うという点である。前者は、勤務中は熱心に患者・要介護者のために働き、引き継ぎを終えて次の看護師に託せば、プライベートの時間は後を引かずに仕事から解放されることが普通だ。しかし、後者の訪問看護師は、ケアを終えて患者宅を去りプライベートの時間でも、どこか頭の片隅で気にかけてしまう。「患者さんは、自宅で安定しているかな、家族は適切に『吸引』などのケアをしているかな…」と、在宅療養・介護に携わる訪問看護師は、いつも患者のことを気にかけている人が多い。

その意味では、逆に患者やその家族に濃く寄り添える専門職である。携帯電話で呼び出しがくるかもしれない。確かに、気持ち的に拘束される時間は長いだろうが、生活全般に関われる楽しさ・やりがいがあるのであろう。

看護師は、医師の指示に基づき医療的ケアを施すことが職務でもあるが、同時に患者の生活に寄り添い、一緒に時間を共有する楽しさも魅力的であろう。その意味では、訪問看護師は単なる医療職ではなく、患者・高齢者やその家族の生活支援・相談員の側面も有している。

特に、東日本大震災などの被災地でも臨機応変に対応する技能・能力を備えた訪問看護師がいたからこそ、避難場や仮設住宅であっても医療的ケアを伴う患者や高齢者が安心した生活ができ、彼（女）を勇気づけ、励ますことも忘れない医療職であった。

今後、ますます在宅療養・介護の必要なケースが増えていくなかで、単なる医療的ケアを施す専門職ではない、生活に寄り添える看護師である訪問看護師が必要不可欠である。その活動に多大に尽力している「キャンナス」の役割は、今後も、社会にとって欠かせない存在であると考える。

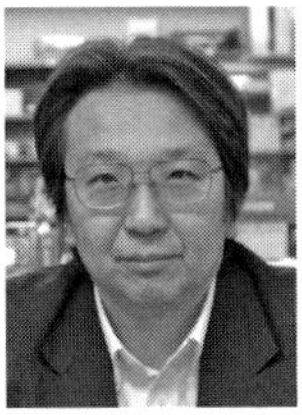

**ゆうき・やすひろ**●淑徳総合福祉学部大学教授。主な著書に『福祉は「性」とどう向き合うか―障害者・高齢者の恋愛・結婚』（ミネルヴァ書房）、『突然はじまる！　親の介護でパニックになる前に読む本』（講談社　介護ライブラリー）など。

第Ⅳ章

# 非常時も支える・寄り添う

## ――被災地支援活動

中澤まゆみ

# 1　東日本大震災被災地支援

２０１１年３月11日14時46分、宮城県牡鹿《おしか》半島の東南東沖１３０キロを震源とする東北地方太平洋沖地震が発生した。地震の規模はマグニチュード９・０。震源域は岩手県沖から茨城県沖までの南北約５００キロ、東西約２００キロの広大な範囲。最大震度は宮城県栗原市で観測された震度７で、宮城・福島・茨城・栃木の４県36市町村と仙台市の一部で震度６強を観測した。14時50分に岩手県、宮城県、福島県などに大津波警報が発信され、浸水高が10メートルを超える津波が押し寄せ、甚大な被害をもたらした。

## ■東日本大震災発生

地震と津波で、福島県の海岸線にある福島第一原子力発電所では、炉心を冷却する機能が損なわれ、３月12日に炉心溶融。放射性物質が周辺に拡散しはじめ、情報はさらに混乱した。情報収集をするなかで、菅原さんは家族と相談し、支援に行くことを決めた。「看護師としてではなく、人として手伝えることはないか、と思った」という。

東日本大震災被災地支援での当初の第1陣派遣は、3月16日の予定だった。しかし、受け入れ先などの事情で出発が延び、先に現地入りしていた山梨市立牧丘病院院長（当時）の古屋聡医師からの要請で、行先を仙台から気仙沼に変え、「キャンナス災害支援チーム」が出発したのは19日の深夜。派遣隊員は、キャンナス湘南本部から菅原由美さん（看護師）、三村路子さん、河野良雄さんら7名と、キャンナス松戸・安西順子さん（看護師）の8名だった。

実は当初出発予定日の16日は、以前から甲状腺手術を受ける予定が入っていたため、菅原さんは参加を断念していた。

「4時から手術で、昼から点滴が入っていたけれど、その間、ずっと携帯電話のしっぱなしでした。連絡を取っているうちに、やはり私が行かないとダメだと思い、手術1時間前に嘘をいって緊急退院しちゃいました。娘と夫に演技を頼み、母の具合が悪くなったので帰宅すると頭を下げてもらって……。でも、一緒に行くことになっていた国際NGOのジェン（JEN）のメンバーが行かないというので、出発は延期になりました。たぶん、原発が予測不能の事態になっていたからだと思います」

その間に『菅原さんと安西さんに来てほしい』という連絡が古屋医師から入った。安西さんによると、気仙沼では自らも被災した現地の志田章医師や市の吉田潤子保健師たちが、10

日間近くも十分な睡眠を取らないまま2000人あまりの避難者支援をしていた。そこにキャンナスも加わってほしいとの要請だったという。これに応えて気仙沼に出発することにしたところ、仙台の川島孝一郎医師からは「ガイガーカウンターが足りない」との要請があり、菅原さんの夫の雅之さんが秋葉原に走った。

支援物資と知人・友人の安否確認を求める声とともに、8人の第1陣チームが気仙沼に向かう車のなかでは、ライターの三村路子さんが、パソコンのキーボードを打ち続けていた。三村さんは当時、『いけいけボランティアナース』に続くキャンナスの2冊目の本をつくるために、各地のキャンナスを取材中。菅原さんの「一緒に行く?」の呼びかけに「行きます」と応え、そのまま情報整理を担当することになり、次いで「災害チーム」の本部機能も担うことになった。

## ■被災地に入る

気仙沼に到着の朝から、三村さんは「本部」としてキャンナスのMLでボランティア募集と現地情報を発信しはじめた。避難所の1つとなった気仙沼市総合体育館(通称:ケー・ウェーブ)では、1800人の被災者が2つのアリーナで肩を寄せ合っていた。

「あなたと安西さんが来ればわかる」と古屋医師からいわれ、やってきた体育館で菅原さんたちが最初に見たのは、医療職が1か所に陣取り、被災者がその前に列をつくる病院のような光景だった。そこに来た人のケアはするが、フロアに座り込んだり、寝転んだりしている人の様子は誰も見に行かない。菅原さんが挨拶をしているあいだに、安西さんが被災者の様子を確認するために動き出した。

安西さんの目にまず入ってきたのは、疲れ切った人々の姿だ。子どもや女性たちは気丈にふるまっているが、男性たちは疲労困憊でうつろな表情をしている。避難所には医療支援団体が19も入っているものの、高齢者の排泄介助などのケアはまったくなく、人々の「生活の場を支える」介護の手はあまりにも少なかった。

安西さんは避難所を回りながら、被災者たちの状態や必要品の情報を集めはじめた。いち早く被災地に入った古屋医師が、キャンナスの協力を要請したのは、こうした対応を期待していたからだった。さまざまな医療チームが入り、医薬品も確保されてきたが、「うまくものを言えない」状況にある被災者、とくに単独の高齢者、高齢者夫婦、寝たきりに近い人の個別ニーズが細やかに拾えていない。その人たちの声も聞かれていないし、「こころのケア」も届いていない……。自らも山梨県で在宅医療を行う古屋医師は、「在宅でのニーズ」を知る看護師たちの力が避難所には必要だと感じていた。

それに応えて、安西さんは生活者の視点から必要物資を本部に要請し、赤ちゃんから高齢者まで、それぞれのニーズを探しながら、被災者の相談にのった。安西さんが要請した物資は、冷えピタ、花粉対策の鼻炎薬、ストロー、吸い飲み、ベビー用品のマグマグ、歯ブラシ、車いす（5〜10台）、ガーグルベース、下着肌着、掃除道具、爪切り、血圧計、体温計、補聴器、生野菜……。埃の多い避難所内を掃除するために、排気のきれいなダイソンの掃除機も5台要請した。

「でも、ダイソンなんて高いから2台しか送れない。そうすると安西さんから『そんなんじゃ足りない』という要請がまた入る。でも、私と三村さんは藤沢に戻る途中、とにかく現地の声に応えようと言い交わしたんです。向

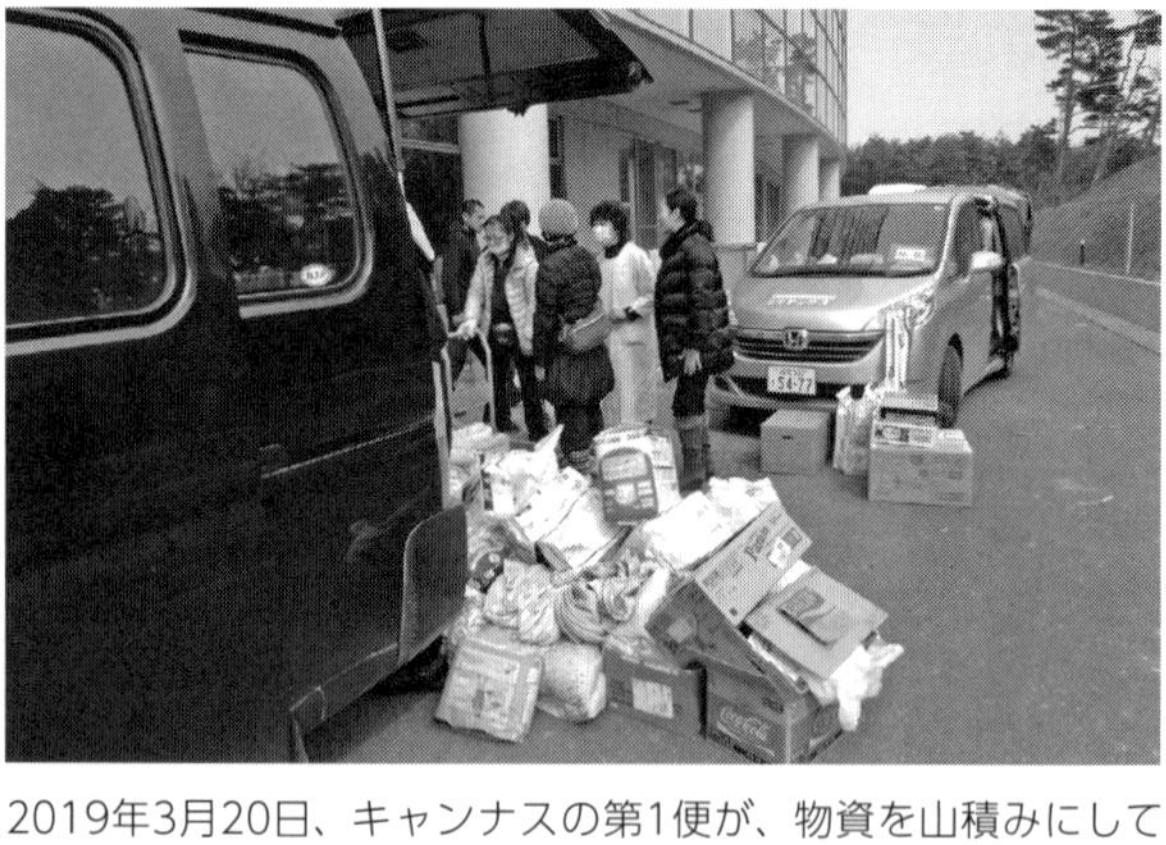

2019年3月20日、キャンナスの第1便が、物資を山積みにして被災地・気仙沼に到着

こうから要請される救援物資を載せて火曜・金曜に車を出すと決め、それは守ろうと。3日待てば届くようにしました」（菅原さん）

相次ぐ物資の要請に、資金の足りなさを痛感した菅原さんは、ネットやメールを駆使して、「支援、お願いします！」の依頼を発しはじめた。数日のうちに支援金が集まり、3月29日には第5陣のチームを現地に派遣することができた。「ダイソンがほしいけど買えない」と発信したら、なんと150台もの掃除機が、ダイソンから寄付されることになった。

気仙沼のケー・ウェーブには、自衛隊も入って炊き出しを行い、医療職も次々と到着している。キャンナスのメンバーに加え、ボランティアに応募してきたナースや歯科衛生士も日を追って増え、キャンナスは多数の医療チームと行政との調整、苦情処理、伝達発信などを行うコーディネーター役を担うことになった。避難所に入っていない在宅患者を支援するために、愛媛県のたんぽぽクリニックの永井康徳医師が保健医療NGOSHARE（国際保健協力市民の会）や現地保健医療職とともに在宅支援チーム「気仙沼療養支援隊」を立ち上げ、キャンナスもそれを手伝うことになった。

しかし、ほかの地域はどうなのか、菅原さんはキャンナス仙台中央の鳴海さんに情報収集を頼んだ。鳴海さんは、まずは仙台に近い東松島に行き、そのあと「石巻も見てきます」と、車で石巻に向かった。

社会福祉法人の障害者相談部門で働いていた鳴海さんが、仙台でキャンナスを立ち上げたのは、震災の4カ月前だった。制度の狭間で訪問看護師もヘルパーも頼めずに困っている利用者をなんとか支援する方法はないものか。調べているうちにキャンナスを知った。WEBのキャンナス立ち上げ希望欄にチェックを入れ、登録すると、菅原さんから「ぜひ、立ち上げてください」と言われ、「仙台中央」の名称でキャンナスをスタートした。

そして、震災……。地震で仙台の自宅の家具は倒れ、部屋はめちゃめちゃになったものの、幸い家族にはケガはない。自宅の片付けが一段落したころ、菅原さんから「ほかの地域の様子を見てきてほしい」との電話があった。情報を収集して報告するだけではなく、「現

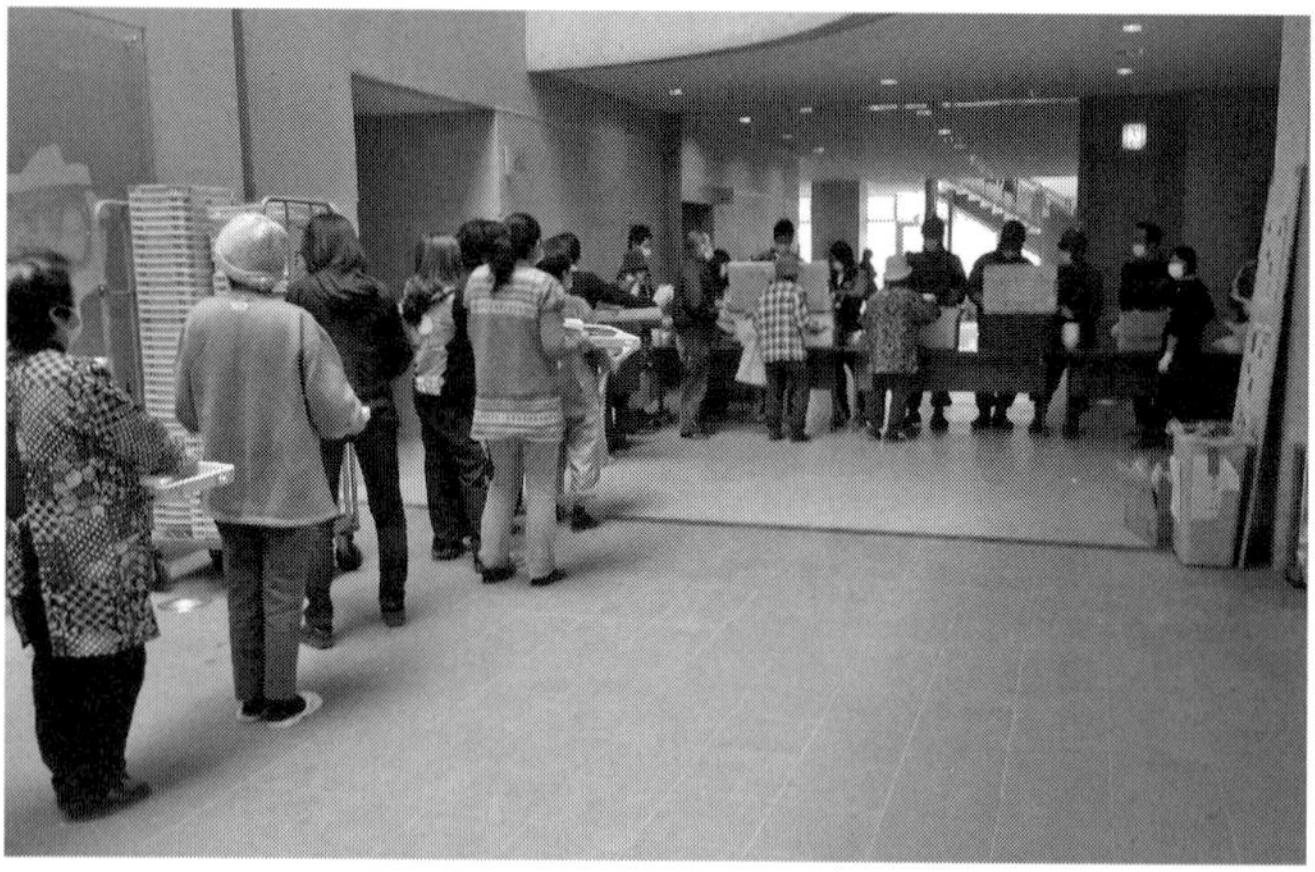

2011年3月29日、避難所となった気仙沼市総合体育館ケー・ウエーブにて

地を自分の目で見たい」という思いに駆られ、2泊3日の予定で家を出た。それが半年にわたる石巻での滞在につながるとは、当時の鳴海さんは夢にも思っていなかった。

仙台から東松島まで約50キロ、石巻はその隣町になる。東松島の避難所に2泊し、翌週、鳴海さんが石巻で最初に訪ねたのは市の中心の日和山にある石巻中学校だった。学校には校長や教職員がいたが、全体を把握している人が誰もいない。学校内では兵庫県の医師会が診療所を設置していたものの、気仙沼のケー・ウェーブと同様に、そこに行けるのは動ける住民だけで、診療所に入っている兵庫県からの保健師は、被災者の様子を心配しながらも夕方には宿泊所に帰っている。

鳴海さんは、合流した登録ボランティアナースの塩沼悦子さん、森山夏美さんと協力し、高齢者100人に聞き取りをしながら、夜の見守りを2日間行った。ところが日中の仮眠場所として学校から提供された保健室が、翌日には「ここは診療で使うので日中はいないでほしい」と学校から言われ、仮眠の場所がなくなった。570名全員の状態把握に努めるいっぽう、市の健康課の保健師に来てもらい交渉したが、診療が優先との見解で代替案もなく、校長に避難者の夜間見守りの継続の重要性について説明しても、なかなかわかってくれない。そこで地元の保健師に、とくに困っている避難所を数か所案内してもらった。

同じころ、菅原さんは石巻の精神科・内科医の宮城秀晃医師を訪ねていた。職員の案内で数か所の避難所を訪問し、様子を宮城医師に報告したあと、石巻中学校で鳴海さんと合流。二手に分かれて、教えられたいくつかの場所を訪ね、もっとも状況が厳しいと聞いた旧北上川のすぐ東側にある湊中学校には、二人で一緒に出かけた。川と海が一体となって直撃した校舎の光景に、菅原さんは驚愕した。

「当初、石巻は大丈夫という情報が入っていたんです。でも、現地に入った鳴海さんから『菅原さん、スゴイことになっています！』という連絡が入ったので、南三陸や女川の避難所で実態の把握をしながら石巻に向かいました。鳴海さんと合流し、『なんでこんなところに入っていくの、あぶない！』と言いながら瓦礫《がれき》の奥に入って行くと……、あれはすごかった」（菅原さん）

情報を収集するだけの予定だった鳴海さんは、現場のすさまじい光景と避難者の置かれた状態をみて、即座に湊中学に常駐することを決めた。「この人たちを置いては、帰れない」と思ったという。

「実はその前に行った東松島で、とてもひどい支援をしてしまったんです。避難所に歯ブラシがいっぱいあるのに、ほとんど使われていない。泥水をいっぱい飲んだジイちゃんを寝かせきりにしている。自分自身も被災しながら支援している現地のナースに『排泄ケアや口腔ケアをなぜしていないの？　せっかく助かった命なのに。必要なケアができていないじゃない』みたいなことを、バーンと言ってしまったんです。何度か話し合いをしましたが、『支援』の言葉の共通認識が異なっていて、言葉の使い方に大きな反省がありました。

何て傲慢なことをいってしまったのだろう、という後悔もあって、石巻では同じ失敗は絶対にしないぞと思っていました。石巻ではいつの間にか次々とやってくるボランティアのコーディネーター役になってしまったけれど、コーディネーターが何をしなくてはいけないのかなんて、ぜんぜんわかっていませんでした」（鳴海さん）

## ■環境整備と「暮らし」の支援

東日本大震災当時、「キャンナス」は全国で45か所になっていたが、被災地では誰も知らない団体だった。

古屋医師から館長を紹介された気仙沼の体育館ケー・ウェーブでは、菅原さんは「ナースのボランティア団体です」と自己紹介しながら、キャンナスのメンバーやボランティアを送り込んだ。その後、いろんな避難所から「来てほしい」という依頼が入ってきたのは、たぶん、地元の保健師たちの口コミではなかったかと、菅原さんは思う。

菅原さんがボランティアとして初めてかかわった1995年の阪神・淡路大震災をきっか

けに、災害や事故現場で、医師や救急隊員が治療や救急搬送の順番を4段階で判断する「トリアージ」がクローズアップされた。赤＝緊急治療、黄＝準緊急治療、緑＝軽症、黒＝救命困難のタグが、負傷者らの手首につけられる。

しかし、木造建築などの倒壊の下敷きとなって圧迫死した人が死者の76％を占め、助け出された人の多くも瓦礫の下からの救命で、重症者の多かった阪神・淡路大震災と違い、東日本大震災で津波から逃げることができた人には大きなケガが少なく、避難所には赤タグの人がほとんどいなかった。そのため、DMAT（＊）は早い時点で終了している。

＊ 災害派遣医療チーム。災害発生後48時間以内の急性期に活動できる訓練を受けた機動性をもつ医療チーム。Disaster Medical Assistance Team

「でも、薬を持って避難した人はいないので、薬のない人を把握するところから、安西さんは気仙沼の支援活動を始めたんです。ただ、ケー・ウェーブでは行けば薬をもらえるところがありましたが、湊中学校のようなところでは、避難所で薬の需要を確かめ、それを医療機関につないでいくのがキャンナスの仕事となりました。熊本地震でもそうでしたが、医師のチームが薬剤師と一緒に入っていれば、薬は処方できる。でも、それがないところは必要な薬を看護師が聞いて、被災者の代わりに取りにいく。それが訪問看護の役割だと思いました」

（菅原さん）

そして、薬や被災者の体調のチェックとともに、避難所に入ったキャンナスのメンバーが、真っ先に取りかかったのが環境整備だった。

「気仙沼でも石巻でも、とにかくトイレがすさまじい状態でした。これを何とかしないと感染症が蔓延する。環境整備はナースの大切な仕事のひとつです。気仙沼では安西さん、石巻では鳴海さんが、誰も何もいわないのに、すぐさまトイレや避難所の掃除を始めてくれました。私が提案したのは唯一、廃用症候群対策としてラジオ体操のテープを送るから、流してちょうだいと頼んだことだけ。何人もいるなかであの曲が流れると、高齢者の体が自然と動き出すんです（笑）」（菅原さん）

鳴海さんや安西さんにとって、汚れたトイレを掃除するのはごく自然なことだった。「看護師は『食う・寝る・出す』の大切さを叩き込まれますが、看護師でも全員がトイレ掃除をできるとは限りません。『暮らし』を見ようとしているのか、『病気』を看る組織で生きようとしているかで、その違いが出るんじゃないかと思います」と、鳴海さんは語る。

4月1日から4日まで、気仙沼市民会館に支援に入ったキャンナスのメンバー、真鍋智美さんは、寒い廊下で寝袋にくるまって、被災者の夜間のトイレ通いを見守った。自衛隊配給のおにぎりでお粥をつくり、義歯が合わなくなったり、義歯をなくした高齢者には、赤ちゃん用に限定していたベビーフードを渡した。歯磨きができない被災者にはマウスウォシュを配り、感染症予防が必要なことを説明して歩いた。濡らしたバスタオルでつくった泥除けマットを置き、階段・床・トイレ掃除をして環境改善に取り組んだ。館内の土埃を減らしたことで、避難者の身の回りの泥や埃が激減した。

キャンナスのボランティアは、被災者が暮らす体育館や教室などに一緒に寝泊まりすることで、被災者の細かな困りごとをキャッチした。医療職として看護するよりも、被災者の生活を支え、話を聞いて寄り添い、体調の悪い人を見つけたら医療機関につないだ。

そうしたことができたのは、キャンナスのメンバーたちが日ごろから、介護、看護、見守り、外出支援などを通じて、利用者たちの在宅での「暮らし」を支援してきたからだ。その経験が被災地で大きく生かされた。そして、その姿をみたボランティアナースたちがあとに続いた。

石巻ではコーディネーター役の鳴海さんが、現地の保健師と連携しながら奮闘していた。キャンナスが担当するのは、中央公民館、湊中学校の2か所。石巻赤十字病院で毎日開かれる医療職や、石巻専修大学で開かれるボランティア団体のミーティングに出席することも大事な日課だ。

4月14日からキャンナスは湊中学からさらに3キロほど東にある渡波《わたのは》小学校にも常駐することになった。600人が滞在する避難所だ。ここでは、宮城県介護福祉士会と理学療法士会から、2名の介護士と男性理学療法士（PT）1名が一緒に活動。キャンナスは最低3名が滞在することになった。

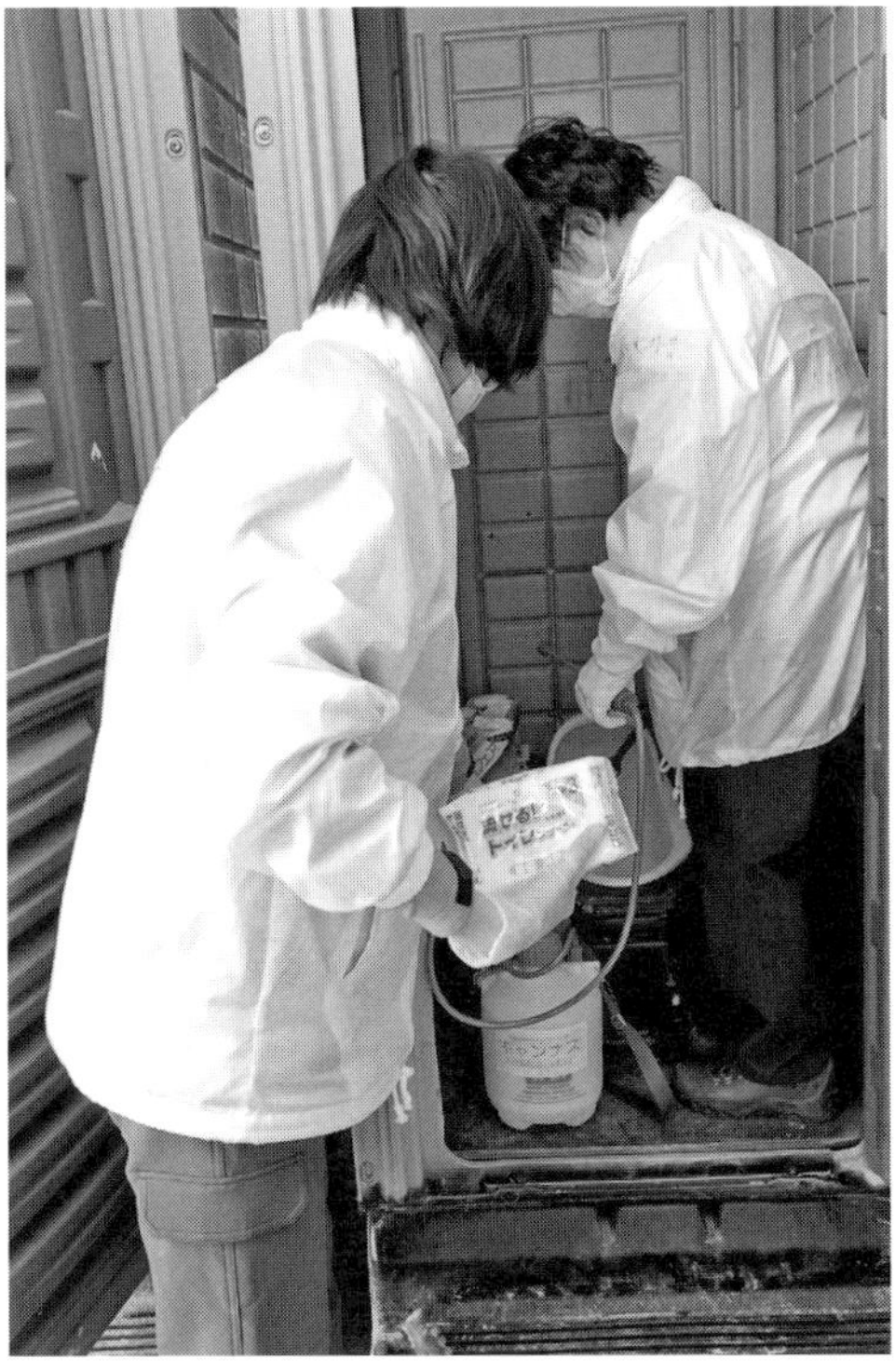


避難所の衛生環境整備は必須。キャンナスメンバーは率先してトイレ清掃。2011年6月8日、石巻にて

## ■被災者であり支援者

この渡波小学校で、被災者として本部と避難所運営にかかわっていたのが、のち「キャンナス東北」に一緒に参加する山田葉子さんと、通称「館長」の高橋誠さんだ。高橋さんの自宅は渡波小学校から徒歩5〜6分のところにあった。

「地震の後、食糧調達しようと家をでて走っていたら津波に車ごと飲み込まれ、危うく命を落とすところでした。2階建てのアパートの窓が開いていた1階の部屋に逃げ込み、寒さのなかで震えながら一夜を過ごしました。翌日、渡波小学校に行くと、水が入らなかった体育館に妻と娘がいました。父と母は自宅に残っていたので、もうこの世にはいないと思っていましたが、2階に逃れて命だけは助かっていました」

高橋さんが「館長さん」と呼ばれるようになったのは、たまたま体育館で寝起きしていた場所が、その中央に近い位置だったことから始まる。そこにいると、家族を探す人たちの姿が目に入った。

「最初は呼び出しのメガホンのある場所を教えていたんです。でも、次から次へと人が来る。オレは声が大きいので『誰を探しているんですか』と聞いて、大声で『誰々さん、いませんか』と叫んだりするようになったんです。そして、自衛隊の給水車が来たとき、『男の人、手を貸してください』と叫んだり、ボランティアと一緒に仕事をしていたら、いつしか『館長さん』と呼ばれるようになって……」（高橋さん）

いっぽう、家族で寿司屋を営んでいた山田さんは、津波が来る前に渡波小学校へ避難していた。海沿いにあった自宅周辺は流出地域だったが、山田さんの自宅はかろうじて形が残っていたものの全壊だった。山田さんの兄は透析患者だった。3日目に避難所に来た地元の看護師にそのことを相談すると「もっと透析が必要な人がいるはずだから探して」と頼まれた。

当初、体育館と校舎には約2000人の避難者がいた。山田さんは避難所で透析が必要な人がいないか聞き歩き、体調の悪い人たちがいると声をかけられると、その情報を看護師に伝えた。そのうちに救護スペースに来る被災者の対応や、医療チームの到着後の支援物資受け入れの手伝いも避難所本部でするようになり、山田さんのボランティアとしてのかかわりは増えていった。

渡波小学校では、最初は地域の看護師、その後、日本看護協会チームが泊まり込みで24時間支援していたが、看護協会チームが突然、撤退することになった。しかし、夜になると容体が急変する高齢者や、過呼吸を起こす子どもなど、体調を崩したり不安になる人が多いので、医療職がいないのは不安だと、「館長」の高橋さんは感じていた。

「そこで、なんとかしてくれと頼んだら、キャンナスの鳴海さんと保健師が来てくれた。状況を説明したら、『わかりました。今日から入ります』と言ってくれたんです」

実は高橋さんも精神的に病んでいた。眠ることができるのは1日せいぜい1〜2時間。車を乗り捨てたあと、瓦礫と一緒に濁流に吸い込まれたという話を、キャンナスのボランティアが入るようになってからは誰彼となくつかまえ、毎晩のように聞いてもらった。「それがなかったら、PTSDが出たかもしれません。キャンナスが傾聴してくれ、そのうえ震災後治療を受けていなかった持病のクローン病と精神面を心配して、池谷（「キャンナス焼津」の池谷千尋）さんが、病院に連れていってくれたことが、オレにとっては何よりもありがたかったですね」

震災から1カ月目の東北へのボランティア

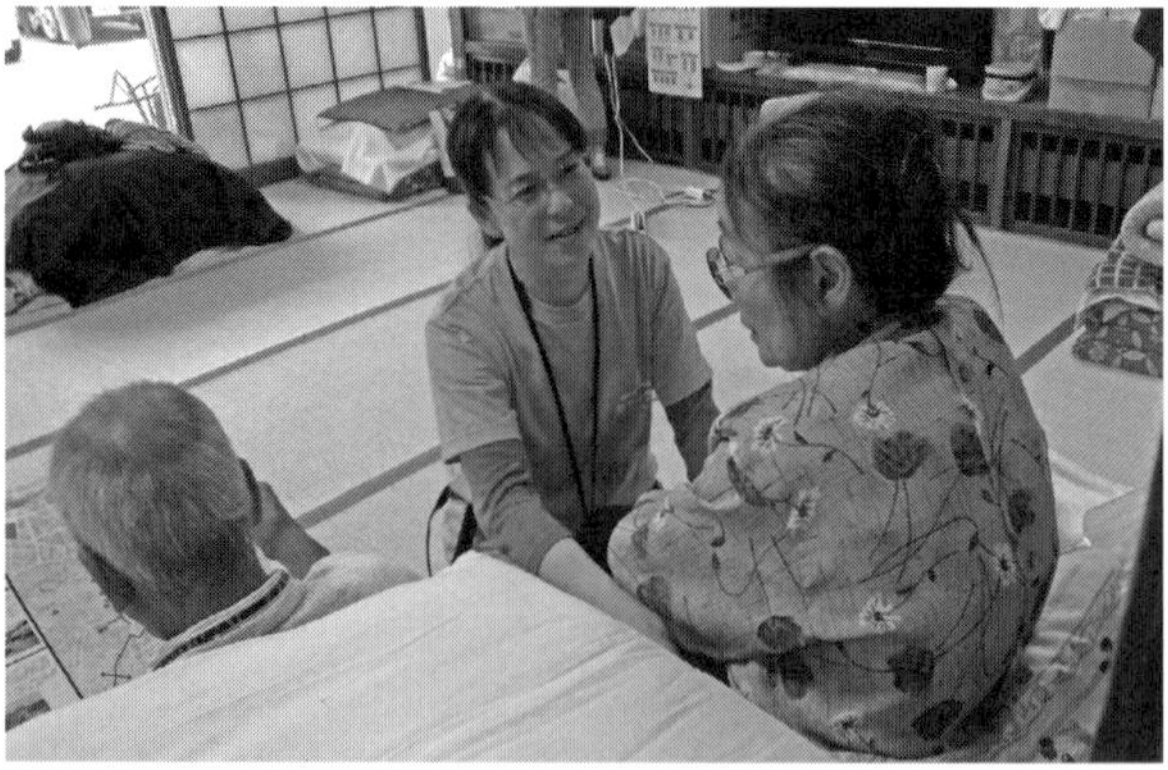

お年寄りなど、身体の不自由な被災者が集まっている和室で、キャンナスメンバーが体調管理や傾聴など細かく対応。2011 年7月末、石巻中央公民館にて。

の数は、ボランティアセンターのマネジメントを担当する社会福祉協議会（社協）が断るほど増え、石巻や気仙沼を訪れるキャンナスのメンバーやボランティアも急激に増えてきた。ライフラインがまったくなかった湊中学にも発電機が入り、トイレとキャンナスのスタッフルームは夜間灯が灯った。キャンナスは渡波小学校の支援もするようになり、支援に参加したキャンナスのメンバーやボランティアは被災者の声に耳を傾け、心のケアをすることに専念した。

## ■ボランティアが続々のGW

ゴールデンウィーク（GW）を控え、キャンナスへのボランティア参加希望者がさらに増加したため、三村さんは藤沢の本部から「これから活動される方へ」と、現地の状況やボランティアとしての心構えを発信している。現地コーディネーターとして鳴海さんをサポートするために、菅原さんの長男でPT（理学療法士）の菅原健介さんも藤沢から石巻に向かった。

キャンナスのメンバーに加え、6月3日までに参加したボランティアは延べ235５人。看護師に加え、PT、OT（作業療法士）、心理カウンセラー、ヘルパー、歯科衛生士、管理栄養士、アロマセラピスト……。石巻では、まだ見つからない家族を探しているうちに、感情障害を起こしてしまった被災者に対して、看護師、アロマテラピスト、PT、心理カウンセラーが連携して寄り添ったことで、「キャンナスさんのおかげで生き返ることができました」と、本人がお礼に来たこともあった。

気仙沼では、気仙沼巡回療養支援隊（JRS）の活動にキャンナスも参加し、医師とともに個人宅やグループホームなどを訪問した。入れ替わりの激しいボランティアをまとめる基礎をつくったのは、4月に1カ月間滞在し、その後も長く気仙沼で活動した看護師の兵頭摩美さん。看護師だけの地域への訪問も導入され始めた。

震災から約2カ月。この時期になると、石巻では再開する店舗などもあり、日常が少しずつ戻りつつあった。それに合わせ、キャン

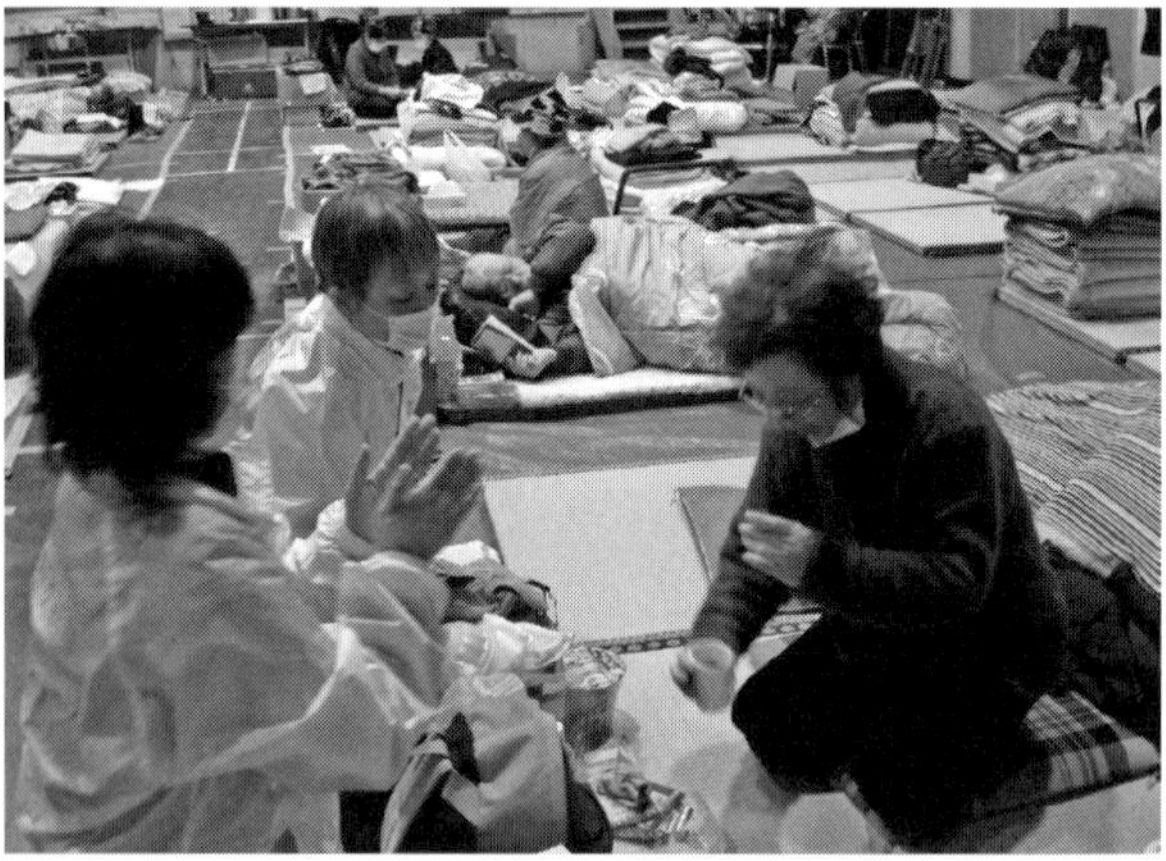

キャンナスメンバー（左手前）は手持ちの薬や健康状態をチェック。
2011年4月9日

ナスの支援の仕方も変化してきた。

石巻公民館では地元住民の自主活動を尊重し、キャンナスは避難所の保健室的な役割をすることになった。事務所機能をもって寝泊りしていた湊中学校では、夜間は借りたアパートに泊まり電話対応。住民の協力がなかなか得られない環境整備を進めながら、保健室的な役割を担ういっぽう、昼の炊き出しと合わせ「バザー」を開き、必要な物資を配布しながら、地域で看護・介護をしている人の声を拾うことを始めた。

環境整備と昼夜を問わない保健室的な役割を行っていた渡波小学校でも、ボランティアナースの疲労がたまらないよう、これまで体育館中央で寝ていたのを、更衣室で寝ることに変えた。その後、キャンナスは、避難所にいる住民の健康のフォローに加え、地域に出て、声をあげることができずに困っている住民のニーズを拾う「ローラー」活動に重点を移行しはじめる。

そのころ、渡波小学校の近くの神社で復興の願いをこめた祭りが開かれると聞いた鳴海さんは、物資の提供と「まちの保健室」と名づけた健康相談ブースを設けることを氏子代表に相談し、祭りに参加することにした。

「まちの保健室」を始めたのは、公民館で活動していた保健師の資格をもつボランティアの看護師たちだった。誰でも気軽に相談ができるよう、支援物資を受け取るところに出向き、やってきた住民がついでに相談できる場所をつくった。鳴海さんは祭りの出店をきっかけに、その「まちの保健室」と「青空市」の組み合わせが、さまざまな場所に広がればいいと考えた。

鳴海さんの急な発案にもかかわらず、キャンナスのスタッフは祭りへの出店に喜んで参加した。「青空市」での物資はあっという間に住民の手に渡ったという。

「他の地域でも同じようなことができるようになり、ようやく湊・渡波地区での活動が地域の住民とかかわる方向へと進み始めました。避難所は居住空間なので、疾病予防や早期対応のためにはある程度の状況把握は必要ですが、それよりも石巻入りするキャンナスのナースには、ヘルパー的なスタンスで、さりげなく住民の方々に寄り添うことしていただきたいと、『デキるナースよりもぬくもりのある人材が被災地では求められている』ということをMLで呼びかけました」（鳴海さん）

鳴海さんがこう発信したのは、やってきたボランティアの中に、「トイレ掃除だけなんですか」「掃除ではなく別のことがしたいのですが、できますか？」と不服そうに質問する看護師が、少なからずいたからだった。

「阪神淡路のイメージで、医療ができると思ってやってきたら泥掃除。そのことはMLでも流していたのに、どうして伝わっていないのかなぁと思いました。これから、ますます看護師も専門化していくので、こういう活動が心の底から必要だと考えて実践できるナースがどれだけ育っていくか、ちょっと心配ですね。被災者を『生活に戻す』ときの、看護師の役割は救急救命よりも大きいと思うんです。医療に関しては看護師だからわかることもありますが、介護もとても大切なことなんです」と、当時を振り返る。

「介護と看護はお互いに補い合うものということは、障害者の相談支援をやっているときに、身に染みて感じました。最初はプライドが邪魔して、介護の人に聞けない自分がいた。でも、介護の人は手馴れているので、障害者の必要なことを黙ってやる。それに圧倒されていたら、みてなさいといって教えてくれるので、どんどん仲間になっていったんです。今まで自分は何をしてきたんだろう、看護師なんてたいしたモンじゃないと思い知ったので、たぶん、こういうことをＭＬに書いたんだと思います」（鳴海さん）

いっぽう、札幌から石巻に初めて訪れた真鍋さんは、宿泊先の図書館に到着直後、「頭痛を強く訴える子どもを看てほしい。昨日も救急車で運ばれて心配だ」と依頼を受けた。そして、心に傷を負った女の子の話をマッサージしながら聞くうちに、頭痛が消えたその子から「どこかがれきのないところに行きたい」という小さな声を引き出した。子どもたちにエールを送るため、水族館ツアーに連れていきたい、と菅原さんに提案し、「キャンナス野田」の天野博さんと長期ボランティアで活躍していた館野靖生さんの協力で実現した。5月8日、宮城県松島町にあったマリンピア松島水族館を訪れた。参加者は石巻市民図書館の子ども8名、保護者2名、キャンナスメンバー2名。滞在時間は朝10時から午後の3時。同行した保護者からは「久しぶりにこんな笑顔をみました」という言葉があったという。

## ■心のケアと環境整備

ゴールデンウィークが終わるころには、仮設住宅の抽選も始まり、避難所の人々も生活再建への意識が高まってきた。子どもたちも被災を逃れた学校にスクールバスで通うようになり、避難所から別の場所に二次避難する人も増えてきた。

避難所にやってくるボランティアも医療中心から、音楽、花植え、マッサージ、炊き出しなど、長引く避難所生活への癒しを支援するものへと変化した。湊中学校では、高知県四万十川のボランティア団体が「みなと食堂」として昼の炊き出しを始め、その炊き出しをいただくことになったキャンナスも調理や盛りつけなどに参加するようになった。

いっぽう、それまで被災者は無料だった医療費を平時通り自己負担とする方向がアナウンスされ、石巻市では無料措置を5月一杯で打ち切りにするという市からの回答があった。石巻のコーディネーターの鳴海さんは、「これからは自己負担を心配し、受診をためらう被災者が増えるかもしれない」「生活が始まっていく人たちにとって情報が大切」と、キャンナスのボランティアにも、活動の中で被災者のお金、医療費、生活の問題を注意深く聞き取ってほしいと、ＭＬで発信した。

５月からは、被災者として活動してきた高橋誠さんと山田葉子さんが市の臨時職員に採用された。長引く避難所生活で、石巻でも気仙沼でも被災者の間に飲酒問題を含めた心の問題を抱える人や、認知症の進行した人が目につくようになったため、キャンナスは被災者の心のケアに注意を向けた。

気仙沼でも医療支援団体の撤退後、避難所の空き部屋を利用して「よろず相談所」と銘打った保健室を常設。保健師と看護師の資格のあるボランティアが交代で相談にのった。在宅の人たちを支援する「ローラー作戦」にも積極的に参加した。

被災者の一人として避難所（渡波小学校）の運営にかかわってきた高橋さんは、当時の住民たちの心のうちをこう語る。

「住民同士のトラブルも、いろいろありましたね。被災した当初は、明日のことも考えられない状態です。私の場合は、自分も助かって家族も無事でよかったと最初は思っていたけれど、ウチの娘をかわいがってくれた子どもたちが亡くなったとか、家族が行方不明になっているとか、つらい話ばかりが聞こえてくる。それで精神的におかしくなったんですが、避難所のなかでいろいろやることで気をまぎらわせていた。何かやっていないと、気が狂いそうでした。

でも、少し日がたってくると、今後のことをみんな、いろいろ考えはじめるんです。そして、1か所に人が集まることで、普段だったら家庭内で見えないことが現れてくる。DV、育児放棄、飲酒の問題……。それほど大きくなかった問題も、集団生活のなかで拍車がかかって肥大することもあります。被災しなければみえなかった、地域社会の縮図のようなものが出てきたんだと思います」

梅雨と夏を控え、衛生面の課題がさらに深刻になってきた。避難所によってはダニが発生しはじめたため、キャンナスでは5月の中旬から、清掃と予防を避難所の住民に積極的に呼びかけていた。

渡波小学校では、住民の努力と学校側の協力で、被災者による運営が避難所開設当時からあり、住民によるトイレ掃除も行っていたが、湊中学校では被災者間にもともとあった地域的な問題に、疲弊とあきらめが加わったのか、住民がひとつにまとまることはなく、キャンナスの努力が空回りした。そんななか、コーディネーターの鳴海さんは、「そろそろキャンナスから、トイレ掃除の手を離したら？」という菅原さんからの助言と、動こうとしない住民のあいだで葛藤していた。

「渡波小学校では池谷さんが各階のリーダーを集めて校舎の2階・3階の土足禁止の必要性を説明し、いつ、どういうふうにやるという意見をまとめて期日を決めて清掃していましたが、湊中学校では住民の意識がひとつになることがなく、一緒にやりましょうと私がいくら声をかけても、誰も手を挙げてくれず、トイレ掃除も最後までできなかった。どうしたら池谷さんみたいにできるのか、本当に悩みましたね。被災者には疲弊と支援慣れの両方がある。でも、私たちはいつまでもいられるわけじゃない。代わりにやって、いい気持ちになっているんじゃだめ。どう手渡しをしていくかを考えるのが支援だと気がつきましたが、当時はその先まで進めませんでした」

震災から3か月たったが、避難所の周囲にはまだ、ぺしゃんこになった車が所どころに転がり、ガソリンスタンドに家が突っ込んでいる。早朝や夕方には冠水となり、道路に水が溢れる。場所によっては、緑色の水からプクプクとガスが浮かび、魚の腐った臭いがし、車が通ると目にみえて粉塵が宙を舞う状態。地元新聞には溝などで5人の遺体が発見されたという報道もあり、捜索も依然として続いていた。避難所には精神を病んでいる人も多く見受けられた。

キャンナスでは、3月21日から続けてきた本部からの支援物資の発送を、6月21日で終了した。6月末には被災3県の避難所などに置かれていた医療施設も廃止されたが、避難生活を続ける人はいまだ9万人。瓦礫の撤去も22％に留まり、断水している家は約6万戸も残っていた。

石巻で4か月間、キャンナスの現地コーディネーターを続けてきた鳴海さんは、本部の三村さんから、支援を離れて仙台に帰ることを提案されていた。心は大きく揺れたが「まだ帰れない」と思った。何よりも避難者を置いて離れることが「申し訳ない」と思い詰めた。

「災害支援のコーディネーターは3か月交替じゃないともたない、と言われています。だから、仙台に帰るようにと三村さんに言われた。でも、私は現地の支援にどっぷり漬かっていたから、自分の目線でしかみていなかったんですね。自分の判断でいろんなことができたのはよかったけど、どこまでやったらいいのかわからなかったし、それがわかるような評価もなかった。どんなに一生懸命やっても、追いつかないという焦りに追われ、そのなかで、ただただ頑張っていたという気がします」(鳴海さん)

## ■避難所から仮設住宅へ

6月も後半になると、石巻でも店が次々と開き、まちに活気が出てきた。避難所の滞在者も日を追うごとに少なくなり、介護が必要な被災者を介護保険の申請や利用につなげることも増えてきた。湊中学校で行われてきた昼の炊き出し「みなと食堂」も、7月6日で終了することになった。

キャンナスは仮設住宅への移行を視野に入れ、7月に「一般社団法人キャンナス東北」を石巻で立ち上げ、避難所閉鎖後の気仙沼と石巻での支援を継続する体制をつくった。

気仙沼では100名程度に減った市民会館とケー・ウェーブが8月末の閉鎖を目標に動きだしたため、避難所の住民を地元の保健師につなぎながら、記録を残すことにした。ケー・ウェーブでも気仙沼市民会館でも、仮設住宅への移住が多くなり、仮設住宅の当選発表日は緊迫した雰囲気が続いていた。

石巻では北上川を改修して治水を行い、石巻に港を開いた川村孫兵衛重吉翁に対する報恩感謝の祭りとして始められた「川開き祭り」が、毎年8月1日と2日に開かれてきた。川開き祭りは、川の恵みに感謝するとともに、石巻の各地で開催されていた「川施餓鬼」（水死者の霊を弔う儀式）を統一した供養祭とあって、震災の年の人々の祭りに対する思いはひときわだった。

この祭りの際、湊中学校では大漁旗で法被《はっぴ》をつくり、子どもたちが「ソーラン節」を踊って卒業生たちを送るならわしだった。しかし、その法被が震災ですべて流されてしまった。「こんな年だからこそ、また大漁旗を集め、子どもたちに今までどおりに踊らせてあげたい」という教頭先生や親御さんたちの強い思いを、現地活動中の仲間から聞いたキャンナス札幌の真鍋智美さんは、以前の職場の同僚で、父親が漁師をしている人に相談した。

「子どもたちが元気になるなら」と同僚の父が会社の仲間に、その仲間たちが漁師仲間に声をつなぎ、170枚の旗が集まった。それが縫製されて法被になり「湊中学校のソーラン」が実現することになった。キャンナスは大漁旗を寄贈してくれた北海道・様似《さまに》町の関係者3人を、8月1日の川開き祭りに招待。さらに救護班を開設し、川開きのイベントに備えた。

川開き祭りに参加するために、全国各地からキャンナスのメンバーやボランティアが石巻にやってきた。自分たちが寝泊まりした湊中学校の音楽室で練習していた吹奏楽部の生徒たちが、パレードの先頭に立ち、明るい表情で行進する姿に、メンバーやボランティアたちは目頭を熱くした。

気仙沼ケー・ウェーブは9月11日、市民会館は9月15日、石巻では湊中学校、渡波小学校、公民館とも9月末閉鎖予定と、避難所が次々と閉鎖の方向に向かい、医療チームも撤退していくなか、キャンナスでは8月中旬、全国の代表が緊急に集まり、被災地支援を継続していくことを決めた。

石巻コーディネーターの鳴海さんは、立ち上がったばかりの市の応急仮設住宅管理推進協議会に、キャンナスの仮設支援を申し入れていた。面談した市の室長補佐から「仮設には保健師が1回全戸ローラーをかけただけで、まだ集会所の運用も始まっていない。小さな仮設には集会所がないところもある。キャンナスのような専門集団が、健康相談・よろず相談のため、仮設をまわってくれたらどんなにいいか」と言われ、8月27日から仮設住宅の集会所を使用して活動を開始することになった。発災以降、石巻を訪れた3000人のキャンナスのボランティアナースと避難所のコーディネーターに専念した鳴海さんの、これが最後の仕事となった。

「室長補佐からOKをもらい、申請書類を書いたところで、私のやることは全部終わったと思いました。後任が来ることも決まったので、ずっと後ろ髪を引かれていたのが、ようやく踏ん切りがついたんです。岡山での支援もそうでしたが、最初から撤退の時期を見据えて始めることが大事だと、菅原さんは常々言っていました。私は2泊3日のつもりが半年になってしまいましたが、やはり、撤退の

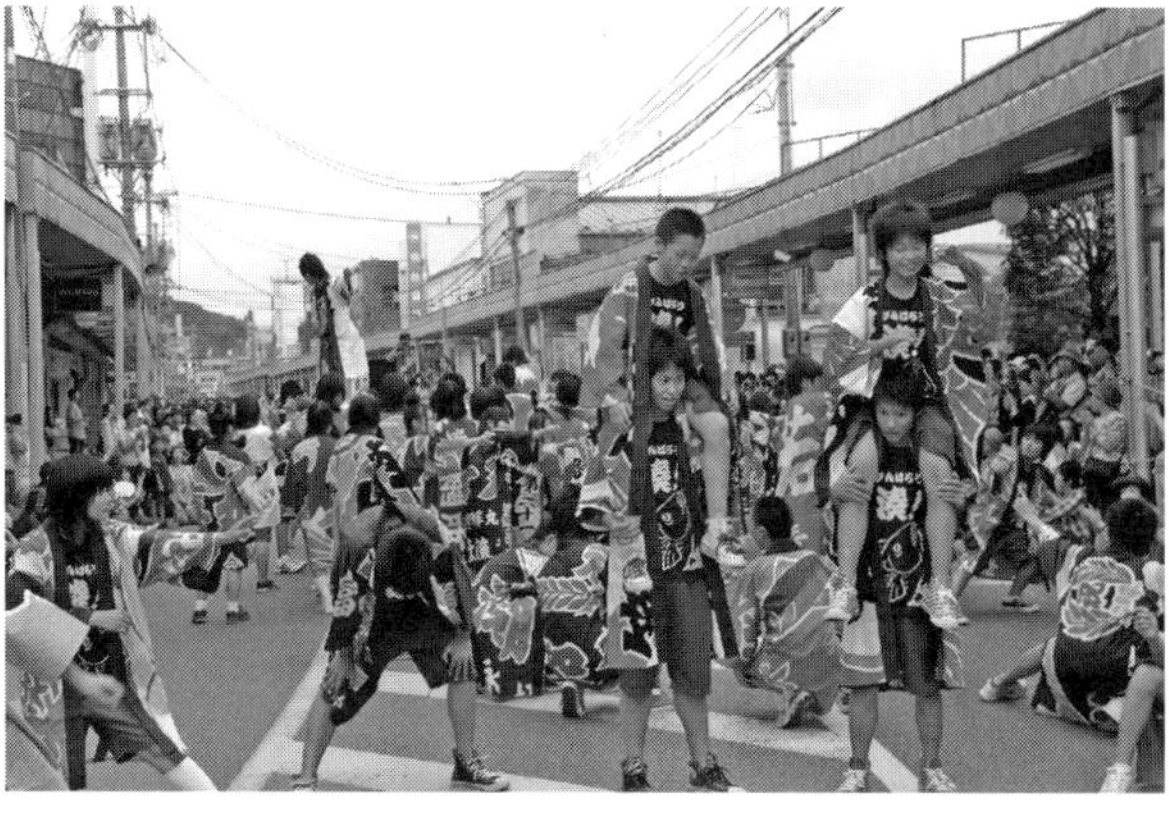

2011年8月1日開催の「石巻川開き祭り」本祭で大漁旗の法被を着た湊中学校生徒

時期を決めておくことは必要ですね」と、鳴海さんは語る。

「何もわからないところから無我夢中でやってきましたが、最後まで体調を崩さずにやり通せたことで自信がつき、半年間やったことが今につながっています。原動力？　何だったんでしょうね。職場の仲間や夫に迷惑もかけているので、何かをやり遂げないと申し訳ない、ということがあったと思います。仙台に戻ってからも葛藤はありましたが、最近になってようやく、やり遂げたんだと思ってもいいんじゃないかという気持ちになってきました」

支援でいちばん大切なことは？　と聞くと、「被災者が何に困っているかということを拾い上げていくこと」という答えが返ってきた。

「被災者には、言えないことのほうがたくさんある。それをくみ取るのがキャンナスです。そして、被災地でいろんなボランティアが無理なく支援できるようにしていくことが、最終的には被災者のためになる。現地のコーディネート、情報の整理をどうするのかという問題も含め、継続的な支援がどうしたら無理なくできるのかということを、もう一度行くなら考えられるようにしたいですね。もう仲間はいますから（笑）」

石巻では、菅原健介さんと看護師の佐々木あかねさんのコーディネートで、避難所の閉鎖まで支援を続けることになった。仮設住宅でも「お茶っこ」を開き、健康相談をした。「撤退」

の課題は何度か語られたが、代表の菅原さんは「現地の需要がなくなり、ボランティアをする人も少なくなってきたときが〈やめどき〉」と語っている。

「いてほしいという人がいて、その人たちを現地で支援したいとメンバーが言えば、私が止める理由はないんです。石巻の避難所の閉鎖予定だった9月末の段階で、市内は看護協会がやるから、キャンナスには撤退してほしいという話もありました。でも、住民からは『いてほしい』と言われたし、私も撤退には早いと思った。息子の健介が牡鹿半島には支援が何も届いていないと言うので、何人かで一緒に行きましたが、まさかあんなに細道を下に降りた先端に、鮎川のような町があるとは思わなかった。6か月も支援が届かず放置されてきたところなので、これから入って支援していくのには相当な覚悟が必要だと思いました」

牡鹿半島は石巻中心部から南東に太平洋に突き出した、三陸海岸の最南端にある半島だ。津波で壊滅状態になったその先端にある鮎川の町は、半年たっても復興はほとんど進んでいなかった。菅原さんは健介さんに、「支援をしたいなら、ここに家を借りて住んだらどうか」と提案した。そのときに「僕が住んでもいい」と答えたのが、平塚市の病院のＯＴでキャンナスのボランティアとして石巻の支援に参加し、その後、「キャンナス東北」のスタッフになった野津裕二郎さんだった。

10月になると石巻では、「待避所」として残された中央公民館と数か所を残し、多くの避難所が閉鎖された。市の臨時職員として渡波小学校で避難所運営をしていた山田葉子さんと高橋誠さんは、「これまでのキャンナスの被災地支援や、被災地の状況を知っている人に参加してほしい」と健介さんに誘われ、12月にキャンナス東北のスタッフとなった。

「キャンナス東北」は石巻市と宮城県からの委託を受け、石巻市では集会場を使用した健康相談会や、仮設住宅などを訪問する戸別訪問を行い、保健コーディネーターも担った。また、宮城県からは補助金事業で仮設住宅でのリハビリ支援事業を委託され、集会場を使用してのリハビリ集団体操やリハビリ相談会の開催、仮設住宅への戸別訪問を行った。さらにキャンナスの自主活動として「お茶っこ」も始めている。12月には牡鹿半島の真ん中に

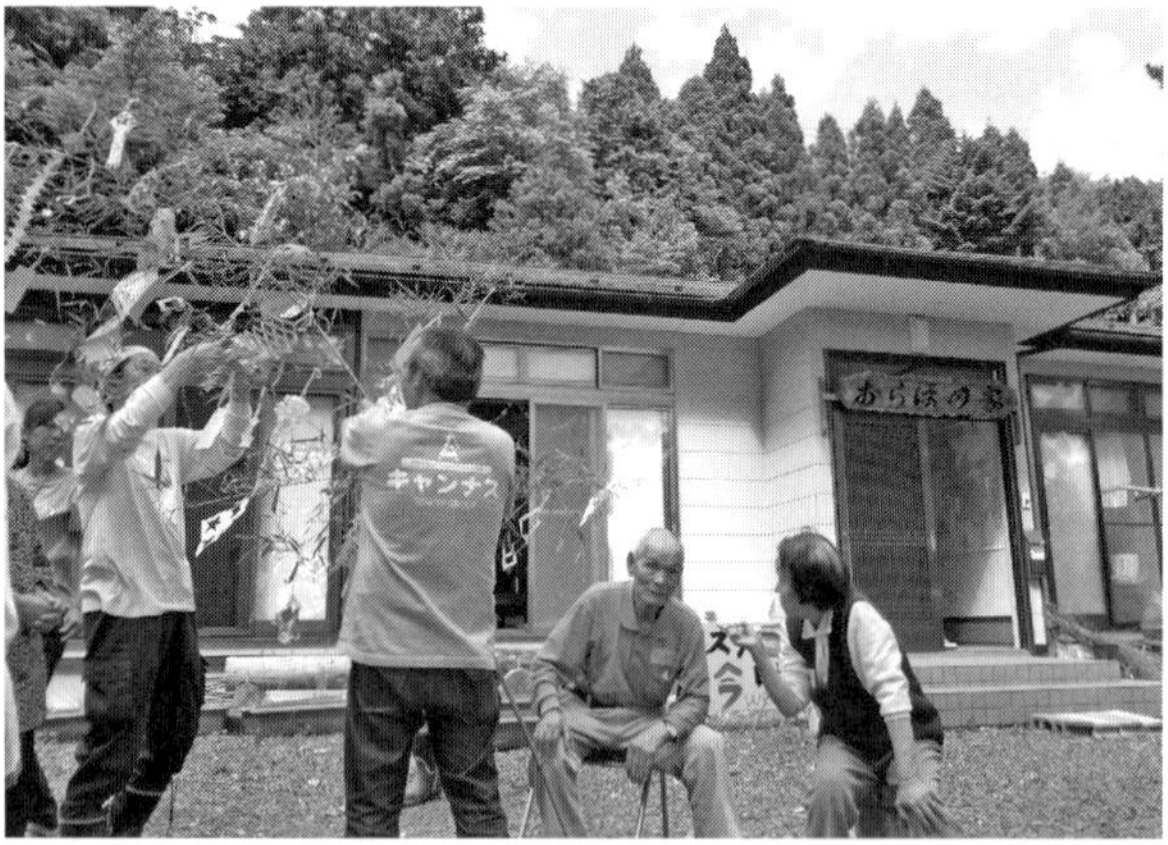

牡鹿半島に開いた「おらほの家」の前庭で。七夕飾り

一軒家を借り、コミュニティサロン「おらほの家」をオープン。野津さんがそこに住み、壊れてしまった地域コミュニティをつなぐ場をつくりはじめた。

「キャンナス支援チーム」として東日本大震災での支援活動に参加した看護師やリハビリ職、介護職、医療福祉職以外の延べ人数は２０１１年３月20日から、翌２０１２年の８月までに１万２５２人に達した（うち看護師６５０２人、ＰＴおよびＯＴ９０３人、介護職４９４人、医師36人、学生77人、その他２２４０人）。これほど多くの医療・介護スタッフが１年半もの長期にわたって、被災者の支援にかかわってきた例はほとんどない。

## 2 広島・豪雨土砂崩れ

２０１４年８月19日夜から20日明け方にかけて、広島市安佐南区八木・緑井・山本および安佐北区可部を中心に「数百年に１回程度」という記録的集中豪雨が発生。同時多発的に多数の土石流が発生した。山を切り開いた住宅地を午前１時半から午前４時の夜半の時間帯に集中豪雨が襲い甚大な被害となった。広島市によると、土砂災害１６６か所、うち土石流１０７か所、がけ崩れ59か所。住宅被害は全壊１７９棟、半壊２１７棟、行方不明者の捜索は約１か月間に及び、死者は74人となった。

### ■活動の経過

災害発生2日後の8月21日、最初に広島入りしたのは北川晶子さんだった。2012年11月から「キャンナス東北」でボランティアを定期的に開始。その後、約1年間メンバーとして活動した。自らの実家が被災地から30分という距離にあったことから、いてもたってもいられなかったのだ。

個人ですばやく現地に入り、安佐南区の佐東公民館で活動を始めた北川さんだが、「組織がないため活動がスムーズにできない」と、キャンナスに支援を求めた。8月23日、北川さんからの要請を受けて、菅原代表がMLで応援要請すると、それに応えた「キャンナス岡山」代表の玉谷弘美さんが、数時間後に北川さんに合流。キャンナスとして支援に入ることが決まった。

支援内容は環境整備と避難所生活のサポートとメンタルケアが中心。事務局機能は、キャンナス東北の山田葉子さんが石巻から遠隔で担うこととなった。山田さんは「3・11と大きく違うのは『気温』です」と、第一報をMLで発信、参加者には熱中症への備え、参加できない人には現地で活動するメンバーへの支援と協力を呼びかけた。

被害の大きい安佐北区にある長久堂野村病院が、運営する高齢者住宅の1室を、キャンナスの事務局として提供してくれた。キャンナスのスマイルプロジェクトで、気仙沼の保育園児と保護者をディズニーランドツアーに連れていった際のホテル代などを、全面支援してくれた病院だ。広島豪雨・土砂崩れ災害被災地支援は、3・11からのつながりが力になった。

8月27日には菅原代表も広島に入り、佐東公民館を訪ねた。この時点で、地域の小中学校と公民館に設けられた避難所の避難者は2300人から1400人に減っていたが、依然として行方不明者の捜索活動が続いていた。

迅速な支援で支援物資は届いていたものの、避難所の住民の多くは日中は土砂のかき出しや家財の移動に通っていた。キャンナスのメンバーは、環境整備のため段ボールベッドの導入を呼びかけていた。

東日本での活動が知られていたことから、キャンナスだからと声をかけられることも多かった。菅原代表は、訪問看護財団からは地元の訪問看護ステーションとの連携を依頼され、広島市社会福祉協議会ではボランティアミーティングの必要性を訴えた。地区社会福祉協議会には戸別訪問し、安佐北区での在宅ローラー作戦に参加する看護師の確保などで協力するなど、さまざまな打ち合わせや依頼が舞い込んできた。

石巻で一緒に支援したボランティア団体の代表やメンバーとも短い旧交を温めた。28日の最終便で東京に戻ると、現地でナースが使う車を送るための手筈も整えた。

東日本大震災の支援も行った作業療法士の新谷眸さんは、MLで「東北石巻の経験が生かされた」と振り返っている。駆けつけた佐東公民館では、避難者でもある理学療法士の男性が「自分も被災者だから地元の人も耳を傾けてくれる、被災者だから発信できることがある」と、朝晩の体操・ストレッチをしながら、生活不活発病・エコノミークラス症候群予防に対し早くから呼びかけを行っていた。

また、新潟大学の榛沢和彦医師が行っていたDVT（深部静脈血栓症）検診にもキャンナススタッフが同行。4つの避難所で数名の避難者に血栓が見つかっている。避難所では土砂の撤去に忙しい大人に代わって、小中学生たちが物資の受け渡しを中心となって行うなど、できることをみんなで行う姿があった。

キャンナスとしての活動は、9月17日まで続いた。菅原代表は、「北川さんの思いが、キャンナスの活動につながった」と評価する。北川さんは、キャンナスの仲間や支援者への感謝の言葉とともに、MLに報告を寄せている。「活動先では、キャンナスというだけで、声をかけていただいた団体さまや、個人の方と出会い、そこでの新たなつながりから、新たな被災地支援の形ができました」と活動を評価する一方、「自分のコーディネートの至らなさ、説明不足で迷惑をおかけしました」と反省点をあげている。

「今回の反省は、被災地があまりにも近かったことと、自分の感情のコントロールができなかったこと、基本中の基本の『ほう・れん・そう』ができなかったことです」と。そして、最後をこう結んでいる。

「キャンナスのお陰でたくさんのことを学ばせていただきました。そして、たくさんのつながりができました。皆さまと共に活動ができたことに感謝を込めて」

## 3　熊本地震被災地支援

２０１６年４月14日21時26分。熊本県熊本地方を震源に震度７の地震が発生した。１９９５年に発生した兵庫県南部地震（阪神・淡路大震災）と同じ震度だ。地震発生から５日間での有感地震は２０００回を超えた。一連の地震で倒壊した住宅の下敷きになったり、土砂崩れに巻き込まれたほか、エコノミークラス症候群など震災関連死を含めると死者２１２人、重軽傷者約２７００人。地震による避難者数は、熊本県内で最大18万人に上った。

### ■活動の経過

４月14日、最初の地震が発生した夜、菅原代表と「キャンナス熊本」の山本智恵子さんとの連絡がようやくついた。山本さんは無事だったが、家中の家具が暮らせる状態ではないほど散乱したため、車で避難するところだった。

自身が被災しているにもかかわらず、山本さんは看護師としての活動を始めた。生活支援やメンタルケアが必要とされている場所についての情報収集だ。熊本空港が閉鎖されていたため、菅原代表は17日に佐賀空港を経由して熊本に入った。最大の被害を受けた益城町で避難所となっていた広安小学校では、森山夏美さんと新谷眸さんがボランティアナースの活動を開始。今回も遠隔から「キャンナス東北」の山田葉子さんが調整を行うこととなった。

余震は続いていたが、交通が遮断されていなかったことから、18日には山のような物資が寄せられ、避難所は物資であふれた。車が使えたため、避難所を嫌って車中で寝泊りする人も多く、長期化するに伴いエコノミークラス症候群のリスクや、余震に対する精神的なフォローが課題となっていった。

熊本に入った菅原代表は、ＡＭＤＡや山梨市立牧丘病院の古屋聡院長率いる「チームふるふる」、熊本の歯科医師会と合流した。当時、８００人ほどが避難していた広安小学校では、電気はすぐに復旧したものの、水道、ガスはストップ。しかし、学生たちが本部をつくり、物資や食事などの管理をし、各部屋でリーダーを立て、掃除もやりはじめていたため、菅原代表は、これ以上のキャンナスの支援は必要ないと判断。同じ益城町の老人保健施設（老健）と特別養護老人ホーム（特養）をもつ「ひろやす荘」に支援が必要だと聞き、合流した古屋医師とともに現地に向かった。

新築の特養に被害のなかったひろやす荘では、介護職員が少ない人数で必死になってケアをしていた。支援を打診し受け入れられたキャンナスは、ここを拠点とすることにした。特養には傾いてしまった老健の利用者が移り、近隣の避難者もやってきたため、200人以上がひしめくことになった。

今でも施設の管理者が当時の思い出として語るのが、特養にあった大きな仏壇のことだ。地震で中の飾りつけが散乱し、どこへどう戻したらいいのかわからないままになっていた。その様子を見た僧侶でもある「キャンナス滋賀犬上」の久堀真紀子さんが、散乱した仏壇の飾りを整えてお経を読んだところ、お年寄りたちが涙を流して喜んだという。

キャンナスは、要配慮者への入浴介助の調整なども行った。元避難者の協力で、ひろやす荘にある地域包括支援センターに、地域の民生委員からの報告が上がるよう調整。大津町総合体育館、菊陽町町民センター、御船町福祉的避難所での夜勤に次いで、嘉島町にも支援に入った。管理者からはキャンナスに対して、ひろやす荘が益城町の福祉避難所となった場合の支援への打診があり、並行して運営システムづくりの援助を行う準備を始めていくことになった。

ゴールデンウィークにはひろやす荘、大津町総合体育館、御船町福祉的避難所と、周辺の在宅避難者訪問で、最大17人のボランティアが活動した。5月1日には、「スマイルフプロジェクト」が熊本でも初めて開催されることになり、東日本大震災でスマイルプロジェクトに参加していた守上大輔さんのバイクトライアル・パフォーマンスショーを企画した。守上さんは益城町出身で実家が崩壊し、避難所になった出身小学校には、同級生や知人も多く避難していた。世界的マジシャンのＴａｎＢＡさんも避難所でマジックを披露した。

６月からは益城町の隣町、嘉島町の保健師からの緊急要請で、看護協会が撤収した避難所での支援活動も開始。７月には自らも被災した「キャンナス熊本」の代表、山本智恵子さんが支援活動に専念することになり、継続的支援活動への体制ができた。８月にはひろやす荘の避難所が閉鎖され、キャンナスの熊本支援は、完成した５１６戸の「テクノ仮設団地」と呼ばれる益城町最大の仮設住宅と在宅被災者の巡回支援へと移行していく。

10月には被災者が生活再建に向け安心した生活ができるよう、見守りや健康・生活支援、地域交流の促進などの総合的な支援を行う「地域支え合いセンター」事業が創設された。益城町では、町社会福祉協議会からの委託を受け、「キャンナス熊本」が主体となり、安定的な支援活動を継続することになった。

# 4 西日本豪雨被災地支援

２０１８年６月28日から７月８日にかけて、台風７号と梅雨前線等の影響による集中豪雨が、西日本を中心に北海道や中部地方など広い範囲で続いた。

広島県では、土砂崩れや浸水による被害が相次ぎ、県の南部では土石流・土砂崩れが５０００か所以上で発生。崩落しにくい山頂部の崩壊も多発した。岡山県では、河川の氾濫や堤防の決壊による浸水被害や土砂災害が相次いで発生。全半壊・浸水家屋の数は１万４０００棟にのぼり、県内の風水害による被害としては戦後最悪となった。倉敷市真備町では７日朝までに小田川と支流の高馬川などの堤防が決壊し、広範囲が冠水。真備町だけで51人が死亡した。

## ■活動の経過

豪雨が一段落すると、四国や中国、近畿地方のキャンナスメンバーたちは、それぞれに救援活動を開始した。「キャンナス岡山」の玉谷弘美さんはもよりの避難所を訪ね、医薬品の不足などを菅原代表に連絡。菅原代表は、たまたま藤沢を訪ねていた「キャンナス釧路」の竹内美妃さんと共に7月10日、車で岡山に出発したが、現地にはすでに「キャンナス滋賀犬上」の久堀真紀子さんが入っていた。キャンナスは岡山県でもっとも被害の大きかった、倉敷市真備町の薗小学校の体育館に寝泊りして支援を行うことになった。

倉敷市では、7月11日からボランティアセンターが立ち上がった。酷暑が続いていたため、菅原代表は、「ボランティアさんが熱中症にならないことを祈るばかり」とMLで発信した。支援活動も暑さとの戦いとなった。ふるふる隊の古屋聡医師も到着。さまざまな「医療ボランティア」も入れ代わり立ち代わりやってくるようになった。

活動拠点となった薗小学校には200人が避難していた。高知県立大学教授で災害看護や国際看護の専門家である神原咲子さんは、実家の神原呉服店を自主的なボランティア拠点とし、キャンナスと連携した。キャンナス堺の八尾夕起子さんがキャンナス関係のボランティア募集関連の窓口を担当することになり、支援体制が整った。水が引くと泥が乾いて砂が舞い上がり、眼の感染症や喘息を引き起こすことが懸念されるようになった。行政は消毒のために消石灰を播くことを指導したが、これがのちに皮膚炎や結膜炎の原因となった。酷暑の中で熱中症対策も大きな課題となったため、菅原代表は経口補水液ＯＳ１の提供を、フェイスブックで呼びかけ始めた。

避難所には給水目的や生活に必要な物資を求め、ひっきりなしに被災者が訪れた。皆一様にふらふらで、明らかに熱中症で倒れる一歩手前。ボランティアにも熱中症が続出した。キャンナスのメンバーは外でOS1の箱を抱えて配ったが、「飲まないと死んでしまう」と訴えないと、遠慮して飲まない。とくに壮年期の男性の疲労が目立ち、じっくり話を聞き、寄り添う時間が必要となってきたと、久堀さんは報告している。

キャンナス応援団への呼びかけから2日間で、1万1000本のOS1が真備に到着した。しかし、数日でなくなることが目に見えていたため、キャンナスでは水道水、塩と砂糖、レモンによる手づくり経口補水液の作成を働きかけることにした。

7月21日から、オレンジホームケアクリニックの社会福祉士、西出真悟さんが岡山に入り、コーディネーター役を引き受けることになった。7月25日、キャンナスは約2週間の薗小学校での宿泊支援を終え、真備町から約10キロ離れた総社市に拠点を移した。市の空き家事業対象物件の中から選んだのは、偶然にも「キャンナス岡山」のスタッフの持ち家。家賃は無料でいいと言われ、そこに寝泊まりしながら、地域の復興支援にかかわることになった。

薗小学校では、7月中旬からPWJ（ピースウィンズ・ジャパン）/APADジャパンが、HuMA（災害人道医療支援会）と協力し、トレーラーハウス3台で夜間診療を行っていた。

8月からはそのうち2台をキャンナスが仲介調整。再建支援をしていた地元の「そーる訪問看護ステーション」の仮事業所兼地域活動の拠点として使えることになった。

8月1日からは、地元ナースの辻田千晶さんが西出さんに代わってコーディネートを引き継いだ。辻田さんは、「そーる訪問看護ステーション」の再開支援と、「キャンナス高岡まきの」の代表、池尾深雪さんの友人が運営する小規模多機能型居宅介護「ぶどうの家」の支援を起点に、地域の支援に広げていこうとした。

支援については、キャンナスのメンバーから、「地域の在宅支援のほうが大切ではないか」という意見も出たが、菅原代表は「地域のケア復活のかなめとして、中長期的な視点で事業所の救済は必要」と考えた。コーディネートの方法についてもさまざまな課題があったが、代表はこう重ねる。「支援の方法にはいろいろあり、何が正解なんて誰にも言えません。ただ、支援が必要な人がいて、支援をしたいナースがいるのなら、キャンナスはこれからも被災地の状況に合わせて柔軟に、人々の生活支援を続けていきたいと思っています」

# 台風19号長野市被災地支援

キャンナス清里代表　伊藤由紀恵

２０１９年10月13日朝、菅原由美代表より、長野市の被災地に入り情報を集められるかと、「キャンナス清里」に電話が入った。初期段階で被災地に入った経験はない。迷いはあった。どうしていいのかわからず、どうやって入ればいいのかを代表に聞く。連休初日で、行政への問い合わせは難しい。「避難所に行きなさい」と代表より指示を受ける。すぐに準備をし、娘に被災地に行くこと、その日に戻ってくることを告げ、家を出発した。

高速道路は使わず、下道を使い長野市まで。途中、上田市、千曲市の被災地を通過。千曲川沿いに車を走らせ、濁流に唖然とする。堤防の決壊した穂保地区近くまで行くと、浸水しており、近づくことが難しい。ヘリコプターで救助されている現場を目の当たりにする。

避難所を探し、夕方、古里小学校避難所に行き着く。そこで、キャンナスとして医療支援に入りたい旨を担当者に伝える。避難者の方をみる限り、高齢の方が多い印象。体育館の床の上にブルーシートを敷き、その上に毛布を敷き、休まれている。落ち着いて

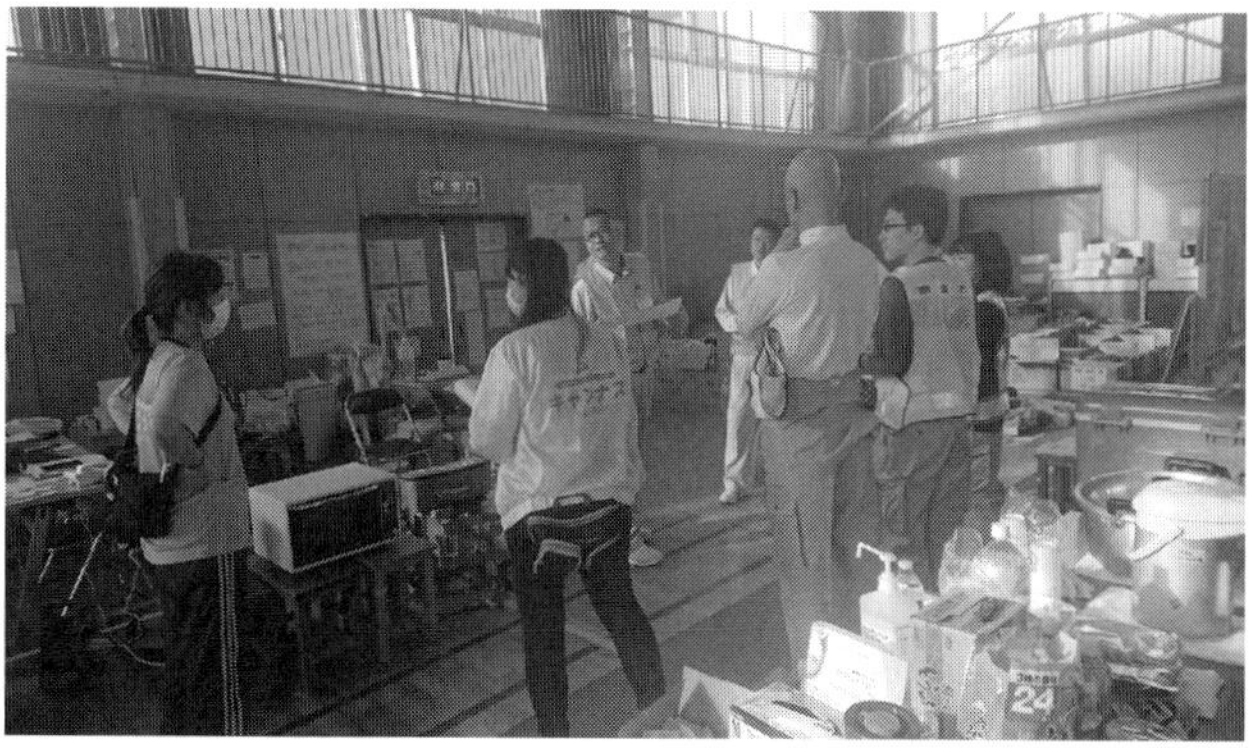

避難所での支援の様子

いる雰囲気はあるものの、「ここにいなくては」、なぜかそんな思いに駆られ、留まることを決める。被災者の方お一人おひとりと、お話をする。

その日の夜、HuMA（特定非営利活動法人災害人道医療支援会）、ピースウイングジャパンも入る。被災者の方とお話をし、体調の管理、医療機関への受診を勧める。

10月14日、体調不良の方、被災した自宅に行きショックを受けて帰ってくる方、新たに避難所に来る方がいる。常に被災者の方に寄り添うことを徹底し、ケアを行う。

この日の夕方、菅原由美代表、ぐるんとびー・菅原健介代表とともにスタッフも一緒に到着。状況を説明。すぐに菅原健介代表の協力も得て、キャンナスの一員として一緒に活動する仲間を募る。山梨市立牧丘病院の古屋聡医師の協力もあり、16

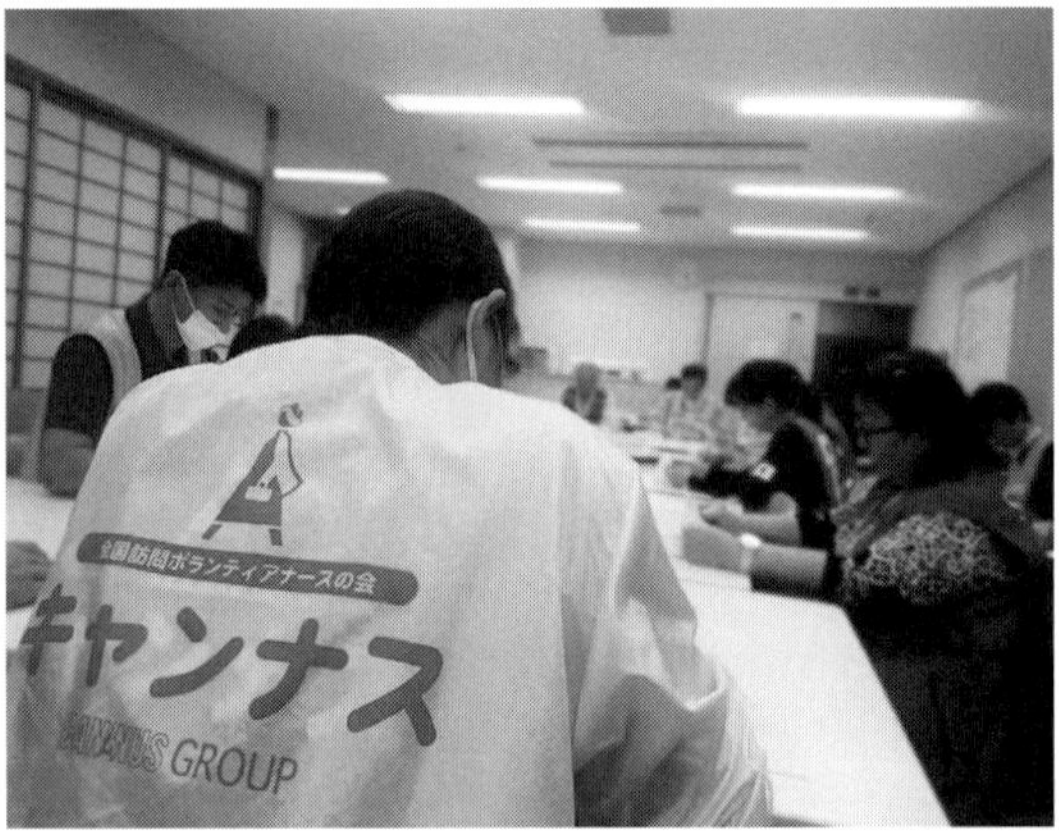


日ごろから全国から仲間が集まる。自ら考え、行動する多業種の仲間が、日々活動に参加する。数日経過すると、被災者のニーズも変わる。体調管理から感染予防、環境整備、ストレス発散、怪我の処置。疲れがたまると、疲れを癒すケアを行う。ときには、足りない支援物資を仲間に持ってきてもらったり。毎日ある、保健医療連携会議にも参加。地域の保健師・医療チームとも連携をとる。徐々に、元の生活に戻っていく被災者の方もいる。被災者の方々が自分自身で健康管理などを行えるようにお話しし、理解し、実践してもらう。

10月31日、キャンナスとしての古里小学校での活動を終了。まだまだ支援は必要。しかし、地元の方々が動き始めている。そこまでのつなぎはできた。そう判断し撤退。

ただ、個人的に気になる方もいる。リンゴ農家さんの再建の心配もあり、被災地には通っている。元の生活ができるようになるには時間がかかる。支援のかたちは変わる。そのときどきに必要な支援・かかわりを続けていきたい。キャンナスの活動は、医療支援だけではない。私たちがかかわるお一人おひとりが辛くないように、少しでも安心して暮らしていけるように、そんなお手伝いができる団体ではないかと思う。多くの方にキャンナスの一員として参加し、協力していただき、活動ができて感謝の気持ちでいっぱいです。

# 被災地支援は日常の地域活動と同じ

株式会社ぐるんとびー代表取締役　菅原健介

東日本大震災発生当時、病院に勤務するＰＴでしたが、翌週くらいには友人たちと宮城県気仙沼に入り、行くたびに、自分には何ができるのか悩みました。母が代表を務めるキャンナスでは、定期的な物資運搬のための運転手もしました。夜勤明けでも12時間運転して、2、3時間の睡眠でまた戻る。過酷で危険なことです。

その後、思い切って退職し、キャンナスの活動を中心にしました。妻や病院の上司も理解してくれたのが大きかったです。石巻市での支援などに入り、鳴海幸さんの後を受けて、コーディネーターを担いました。キャンナスは固定した組織ではなく、必要とされる事態に対し、その都度、柔軟に対応して、自分たちに何ができるかを考えながら活動しています。それだけに、過酷な支援現場では様々な価値観の対立もあり、精神的にも肉体的にもかなり疲弊したことは事実です。

その後、母の経営する訪問看護事業の一部門として小規模多機能型居宅介護（小多機）を立ち上げ、２０１５年には独立して、藤沢市の古いＵＲ団地内に小規模多機能の「ぐるんとびー」を開設しました。17年には訪問看護ステーションを、19年にはケアプランセンターの稼働を開始し、20年3月には、UR団地の向かいの分譲マンション1階に看護小規模多機能を開設し、訪問看護ステーションなども移転します。医療依存度が高くても、日常の生活を大切にできる場であり、地域や多様な世代の人々の交流するたまり場になっていってほしいと願っています。

地域社会とつながって、日常の困りごとを受け止める「何でも相談できる場所」が、それぞれの地域には必要で、被災地支援を通しても痛感させられました。集合住宅ごと、地域ごとにそうした拠点があれば、平時はもちろん災害時にも安心なはずです。

そこで重要になるのが、本人や家族の意思をどう確認し、どう支援するか、です。「ぐるんとびー」では、どんなときもいちばん基本になるのが、本人が、どうしたいと思っているのか、何をしたいのか、です。それはときとして、いわゆる「安全」とは対立することもある。また、制度の枠を飛び越えざるを得ないときもあります。

いま、「ぐるんとびー」のある団地には、事業所があるだけでなく、多くのスタッフも利用者も住んでいます。「ぐるんとびー」を利用するために移住してきた人もいるのです。

そこから一歩進んで、一人暮らしの利用者と若者、シングルマザーなどとのシェアハウス化にも取り組んでおり、すでに数件実現しています。そこではゆるやかな見守りや手助けができ、家賃負担も少なくてすむからです。ケアマネジャーは、介護保険の枠をはるかに超えて、不動産仲介業の人との連携までも必要になります。

2019年の台風19号による長野の被災地支援には「ぐるんとびー」も入り、キャンナスとともに活動してきました。そうした災害被災地支援に対し、国や自治体の制度として取り組んでほしい課題は、ある程度、長期で活動する専門職ボランティアへの給与保障です。

避難所の人たちはもともと使っていた介護保険を、その間使いません。せめてその分を、専門職ボランティアに回してほしい。そうすれば安心して長期の支援ができます。これから災害はますます多発し、多様化、激甚化することが心配されています。それに対しての備えとして、しっかり考えてほしい問題です。

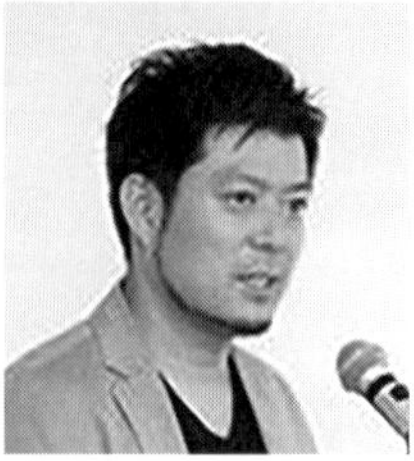

**菅原　健介**●株式会社ぐるんとびー代表取締役　特定非営利活動法人ぐるんとびー理事長
1979年神奈川県鎌倉市生まれ。デンマークの中学高校を経て、東海大学経営工学科卒業。3・11東日本大震災にて災害支援のコーディネーターとして活動。日本初UR団地のひと部屋を使った小規模多機能型居宅介護『ぐるんとびー駒寄』を開設、代表者やスタッフも同じ団地に住みながら、〝いち住民〟として福祉事業を活用。

第V章

# 増やせ！　訪問看護ステーション

## ——被災地特例で看護師の「一人開業」が実現

浅川澄一

## 1 政府に挑んだ『一人からの開業』

### ■立ちはだかる2・5の壁

どの街にも、一人暮らしの高齢者や、体の弱い人、小さな赤ちゃんを抱えて不安な母親、介護で疲れている家族など、様々な人が住んでいる。

「地域に住んでいる看護師が、専門の知識と技術で、ちょっとした相談を受けたり、制度でカバーしきれないサービスを負担の少ない料金で提供してくれたら、みんなが安心して住めるでしょう。そのためにキャンナス（「全国訪問ボランティアナースの会キャンナス」）を立ち上げました」（菅原由美さん）

キャンナスの活動開始からしばらくして、訪問看護ステーションの管理者をしていた力量のある看護師が、辞職してキャンナスに加わった。何があったのか、不審に思った菅原さんは話を聞いて、そこには、訪問看護ステーション特有の制度の壁があることに気づいたのだという。

「管理者である彼女たちと、若いナースたちの意見が異なったとき、ナースたちが辞めると2・5人を割る可能性があって、管理者としての自分が身を引いていたのです」

この、「2・5の壁」とはなんだろう。

2008（平成20）年7月19日、日本開業看護師会の設立シンポジウムが、東京・港区の「女性と仕事の未来館」で開かれた。

掲げたスローガンは、「日本中に星降るほどの訪問看護ステーションを！」「地域での在宅看護の充実を！　看護師の一人開業を実現しよう。在宅介護で困っている方々のために」であった。

全国から180人以上の参加者を集めた。集会を主宰した菅原由美さんは、当時を振り返ってこう語る。

「最初の呼びかけに、これだけたくさんの方が集まってくださったのは、訪問看護ステーションの人員基準に頭を悩ませている人や、2・5人の壁を破って自分一人でも訪問看護をしたい、と思う人がたくさんいたから。それを確信させられました」

訪問看護は、病院勤務の看護に比べて、一人ひとりの患者とじっくり話をしながら、生活全般に寄り添い、丁寧な看護ができる。看護のもつ本来の意味を感じられる魅力的な仕事といえる。

看護師には、医師や助産師と違って医療保険や介護保険制度内での開業権はない。だが、訪問看護ステーションを立ち上げると、実質的に開業ができる。

とはいえ、医師の指示書がなければ訪問看護活動はできない。誰からの干渉も受けずに自由に活動できる、本当の自由な開業ではない。

その訪問看護ステーションでも、強い規制があり、人員基準には「保健師、看護師または准看護師が常勤換算にて2・5人以上必要」だと明記されている。厚生省令では下記のように書かれている。

「指定居宅サービス等の事業の人員、設備及び運営に関する基準」
（平成11年厚生省令第37号）抄

第四章　訪問看護
第二節　人員に関する基準
第六十条　看護師等の員数
指定訪問看護事業者が当該指定に係る訪問看護事業を行う事業所（以下「指定訪問看護ステーション」という。）ごとに置くべき看護師その他の指定訪問看護の提供に当たる従業者（以下「看護師等」という。）の員数は、次に定めるとおりとする。
一　病院又は診療所以外の指定訪問看護事業所（以下「指定訪問看護ステーション」という。）
イ　健師、助産師、看護師又は准看護師（以下この条において「看護職員」という。）常勤換算方法で、二・五以上となる員数
ロ　理学療法士、作業療法士又は言語聴覚士　指定訪問看護ステーションの実情に応じた適当数
二　略
2　前項第一号イの看護職員のうち一名は、常勤でなければならない。
以下略

2・5人という基準の根拠は不明とされている。だが、訪問看護ステーションとして活動していても、誰か一人が出産や育児、あるいはパートナーの転勤などで辞めると、この基準を満たすことができなくなり、ステーションを閉鎖せざるを得ない場合もある。これが、2・5の壁だ。

## ■広がらない訪問看護ステーション

2011年ごろまでは、訪問看護ステーションは広がらなかった。ほかの介護保険事業所は、年々着実に伸びているのに、訪問看護ステーションは目標値に届いていなかった。

国が示した「ゴールドプラン21」では、2000（平成12）年からの5年間で、全国5000か所ある訪問看護ステーションを9900か所に増やす目標を掲げた。だが、実際には8年先の2008年になっても6000か所弱と、目標の6割程度にしか伸びなかった。また立ち上げても、休止・廃止になる事業所も少なくなかった。その理由の一つに、この2・5の壁がある。

訪問看護ステーションの平均勤務者は常勤換算で5人弱といわれる。3人前後が退職したり、休職すればすぐにステーションの存続に響いてくる。

必要とされている地域に必要な数の訪問看護ステーションがないということは、この地域の住民にとって、安心した暮らしを営むことができなくなることを意味する。頑張ろうとする看護師にも、その地域の住民にも不利益な制度に疑問を感じて活動を始めたのが、菅原由美さんだった。

最初のシンポジウムの後、日本開業看護師会は2008年11月16日の総会で、会の名称を

「開業看護師を育てる会」と変更することを決定した。また、スローガンのように唱えてきた「開業したいという看護師を支援」して「日本中に星降るほどの訪問看護ステーションをつくる」ことを、会の目的と決めた。それを支援する多くの応援者たちの力添えもあった。「医療や介護の分野以外からも弁護士、社会活動のＮＰＯの方、介護家族の会の方、ジャーナリストなど、多様な分野の方々も、発起人としての名前を連ねてくださいました。これは、看護師の一人開業を待っていてくださる方が、世の中にはたくさんいるのだということ。そのことを実感させられました」と菅原さん。

早速、11月29日には渡辺孝男厚生労働副大臣（以下、役職名は当時）あてに「訪問看護事業における人員基準等の見直しに関する要望書」を提出した。

訪問看護ステーションがもっと身近に、たくさんできるには、潜在ナースの力をもっと発揮しやすくするシステムが必要だと、菅原さんたちは考えたのだ。

翌２００９年6月には、「開業看護師を育てる会総会」を開いた。

この年の9月の総選挙で、自民党が敗北し民主党が政権を奪取する。「規制改革」を政権の目玉に掲げ、多くの分野で見直しが検討される。その大波が訪問看護ステーション制度にも及んでくる。

## ■民主党政権で「規制改革」の対象に

まず、その第一弾が鳩山由紀夫首相の現地視察であった。訪ねたのは、千葉県松戸市の「キャンナス松戸」（代表・安西順子さん）。このとき、「開業看護師を育てる会」理事でもある安西さんや理事長の菅原由美さんたちが、「なぜ一人でも開業できることが必要か」を首相に直接説明した。

その甲斐あってか、翌年、2010年4月の行政刷新会議のなかの規制・制度改革委員会「規制・制度改革に関する分科会」（分科会長・大塚耕平内閣府副大臣）の、第1回ライフイノベーション・ワーキンググループで、検討テーマのひとつとして「訪問看護ステーションの開業要件の緩和（一人開業の解禁）」が挙げられた。大いにその行方に期待がもたれた。

しかし、同年6月15日に発表された規制・制度改革委員会「規制・制度改革に関する分科会第1次報告書」においては、「今後の検討項目」として「問題提起」とされるにとどまった。

これを受けて、「開業看護師を育てる会」は8月に、枝野幸男・民主党幹事長あてに「訪問看護事業における人員基準等の見直しに関する要望書」を提出した。

9月、内閣府の「新成長戦略実現に向けた3段構えの経済対策――円高、デフレへの緊急対応――」のなかの「日本を元気にする規制改革100」の「5分野を中心とした需要雇用創出効果の高い規制・制度改革事項」〈医療・介護〉において、次のように提示された。

**「訪問看護ステーションの開業要件の緩和（一人開業の解禁）」訪問看護ステーションが適切にサービス提供を行えるよう、現行のサテライト事業所や特例居宅介護サービス費の仕組み、事業形態の在り方等、看護師等の人員基準を含め、訪問看護ステーションの在り方について平成22年度中に検討を行い、結論を得る。**

## ■「3・6仕分け」で「一人開業」がＯＫに

そのようななか、規制改革を標榜する内閣府が訪問看護ステーションの人員配置基準を取り上げ、内閣府行政刷新会議の「規制仕分け」のテーマに取り上げることになった。

２０１１年3月6日の仕分けの当日、規制改革推進の立場から菅原由美さんが、また、現状維持の立場から故・池田省三龍谷大学教授が参考人として出席した。

菅原由美さんは、看護師８４０人へのアンケート調査の結果、8％の看護師が個人で身近なニーズに応えてみたいと回答したこと、また、5％が地域で訪問看護ステーションを立ち上げたいと回答したことなどを紹介した。

議論の中心は、一人での24時間対応ができるか、できないかであった。2・5人維持派の厚労省は「看護師一人では、患者から深夜に呼ばれた時に対応できない」と従来の論拠を繰り返した。

これに対し菅原さんは「日中にしっかりと対応すれば、深夜に呼ばれることはとても少ないです。訪問診療の医師たちも同感だと話しています。実際に、私の事業所では、50人以上の利用者がいても、深夜に呼ばれたのは1か月間に2名から計4回しかありません。どちらも看取りの方でした。一人は亡くなったとの電話でしたし、もう一人は退院3日目でまだ落ち着かず、亡くなる前日2回と亡くなった当日の電話でした」と話した。

実際、夜間に起きそうなことの対応法を利用者や家族に説明しておけば、看取りの方以外から呼ばれることはほとんどない。

内閣府の規制・制度改革に関する分科会の分科会長であった平野達男・内閣府副大臣から、「家族が訪問看護を頼んだことがあるが、夜間に訪問看護師を呼ぶようなことにはならなかった」と実体験が語られた。厚労省に対しても、「一人開業からなぜ始められないのかということに対して、もうちょっとわかりやすい説明をしてもらいたい」とも求めた。

加えて、仕分けの評価者からは、医師の多くが週7日間働いているにもかかわらず、看護師にはそれができないということが合理的に説明されていないという意見も示された。

また、池田参考人も「私が反対なのは、産業政策上、一人開業というのは極めて望ましくないからだ。看護師が医師の支配から脱して、できる限り自立した活動をしたいという気持ちは痛いほどわかる」

「生活トータルなケアをしたいというプロフェッショナルの意識も尊重したい。そういう意味では、社会保険診療ではなく自由診療であれば一人開業ということを否定するものではない」と発言した。

こうした活発な議論の結果、民間有識者および国会議員からなる14人の評価者中、反対したのは一人の医師だけだった。賛否は13対1となり、「訪問看護ステーションの開業要件」について「一定の要件の下で一人開業を認める」という結論が支持された。「24時間対応において近隣の医師等との連携を進めるということ等を要件とすべき」という留意点は加わった。

この瞬間、誰もが、看護師一人からの開業が実現したと感じた。

「規制仕分け」のこの日、3月6日は記念すべき日となり「3・6仕分け」と関係者は呼ぶようになった。

そして、この5日後に東日本大震災が起きる。

4月8日の閣議決定には、この訪問看護ステーションの規制緩和は盛り込まれなかった。

閣議決定されなければ、政府の方針にならない。熱心な討論、審議が空振りとなってしまったのである。その原因を多くの関係者は大震災の影響のためと嘆いているが、事実は違うようだ

「規制仕分けの」の評価者の一人であった医師の土屋了介さんが、5年後のあるセミナーで当時の政権内部の動きを語った。「私たち評価者は、仕分けの結果から当然閣議決定されるものと思っていた。ところが、当時政権与党だった民主党は経験が乏しく、規制仕分け後の副大臣や大臣政務官らによる厚労省幹部と交渉していくなかで、官僚たちに手もなく丸め込まれてしまった。実は、震災の前に勝負は決まっていたのです」

明かされた内状は驚くべき事実だった。なんとも割り切れない苦い思いが残る。

土屋さんは当時、神奈川県立病院機構理事長。内閣府の規制・制度改革に関する分科会のライフイノベーション・ワーキング・グループ主査で、行政刷新会議ワーキンググループ（規制仕分け）の評価者だった。日本医師会は、一人からの訪問看護ステーションの開設に反対し続けていた。これに対し、土屋さんはなぜ賛成側に回ったのだろうか。この発言があったのは、２０１６年7月24日に明治大学社会イノベーション・デザイン研究所と開業看護師を育てる会が共催したセミナー「地域包括ケアに必要な一人からの訪問看護ステーション」に登壇したときである。

その会場で、土屋さんは、「私が一人からの開業に賛成な理由は2点あります。なぜ2・5人が基準なのか根拠が不明確なこと。もう一つさらに重要な点は、専門家である看護師ができると主張しているにもかかわらず、『規則と異なっているからダメだ』という現場、現実の意見を無視した当局の教条主義的対応が間違っていると思うからです」と明快に述べた。結局、2011年7月22日、政府内の調整により、「訪問看護ステーションの開業要件の見直しは、2011年度に検討し、結論を得る」とされた。だが、その後、いまに至るまで、この問題が政府内で取り上げられることなく推移している。

## ■被災地特例で一人開業が実現

そうした状況下で、唐突に国が動いた。介護保険の制度見直しとサービスの報酬を審議している社会保障審議会介護費給付分科会の2011年4月13日開催の第72回会議に、細川律夫厚労相から東日本大震災の被災地復興のための特例案が諮問された。「被災地における訪問看護ステーションの看護師の一人開業を基準該当居宅サービスとして認める特例措置」である。寝耳に水のことだった。

「特定被災地域内では、常勤2・5の人員基準を常勤で1以上としてよい」というものだ。

画期的な規制改革案である。

全国市長会の委員が一人賛成したものの、大勢は反対意見だった。なかでも日本看護協会のほかに日本医師会、日本老健協会、日本慢性期医療協会という医療系委員がそろって反対意見を述べた。もともと医療系委員の人数が多いこともあり、その勢いに押されたかのように分科会全体の雰囲気も反対色が強まった。

しかし、会議を取り仕切っていた大森彌分科会長がその空気を押し切って厚労省の諮問案を承認した。大森会長は「私から一言ですけれども、えてして緊急時にあることを決めますと、それが既成事実になって一般化するということは、一般的に考えられることです。しかし、今回の私どもの結論は、そういう意味合いを一切持っておりません。あくまでもこのとてつもない震災に対する対応であるということを全員が了解していただいた上で、今回分科会として了承するという趣旨でなお書きがございます」とわざわざ話し、各委員の理解を求めた。

こうして「特定被災区域における」「期間限定」とのただし書きが答申に付くことになる。「強引」とも受け取られかねない議事運営に戸惑いの表情を浮かべる委員も見られた。日本医師会の三上裕司常任理事は「全員が反対の意見を述べているなかで、分科会として、諮問の答申を認めるというのはどうなのかと私は思っているだけです」と「不自然な」成り行きを語った。だが、ともかく一人開業への突破口が開かれた。

審議会答申に沿って翌週の4月22日に、厚生労働省令第53号「東日本大震災に対処するための基準該当訪問看護サービスの事業の人員、設備及び運営に関する基準」が公布され、即日施行となった。

適用は被災3県だけで、しかも「平成24（2012）年2月29日まで」との期間限定の措置として、常勤看護師一人での開業が認められたのである。「規制仕分け」で議論され、結論まで出た訪問看護ステーションの基準緩和策とはまったく関係なく、基準該当サービスの被災地特例としてスタートすることになった。

それでも、一人からの開業に向けた実績づくりには格好の場であることに変わりない。キャンナスの人たちはすぐに動いた。

被災地にある各キャンナスの代表たちや開業看護師を育てる会の賛同者たちと話し合いをしながら、新たに認められた基準での基準該当訪問看護事業所申請の準備を進めたのだ。

## ■地元自治体から一斉に「NO」

2011年7月11日、まず、青森県八戸市の「キャンナス八戸」代表・中里藤枝さん（合同会社オウル）が、基準該当訪問看護事業所の申請届けを出した。13日には、気仙沼エリアでキャンナスメンバーとして活動中の池畠愛さんが宮城県気仙沼市に同様の申請書を提出した。さらに、7月21日には「キャンナス仙台中央」代表の鳴海幸さんが、仙台市に申請した。

しかし、行政の反応は思わしくなかった。7月20日、気仙沼市役所から池畠愛さんに、「被災地特例を利用しての基準該当訪問看護事業所は必要ない」と判断し、「申請書類は返却する」との連絡がきた。「気仙沼市内の訪問看護ステーションに確認したところ利用者が減って困っており、供給不足の状況ではない」という理由だった。

7月22日には、八戸市役所からも、「既存の訪問看護事業所に新規利用者受け入れ可能の可否をアンケート調査したところ受け入れ可能との回答のため、被災地特例を利用しての基準該当訪問看護は不要と判断する」との回答があった。

仙台市役所からは8月2日、「市民からのニーズがなく、既存の訪問看護事業所での供給が不足している状況も見られないため、被災地特例を利用しての基準該当訪問看護は不要と判断」という回答が鳴海幸さんのもとに届いた。

さらに、同8月2日、宮城県石巻市において仙台在住でキャンナスのボランティアスタッフの佐々木あかねさんが、基準該当訪問看護事業所の申請を出したが、12日、石巻市から、以下のような理由（要約）によって、申請を受理しないとの回答があった。
①訪問看護サービス需要を既存の訪問看護事業者に問い合わせたところ、稼働率が低下して

いるとの回答や、適正な対応が可能との見解を得ていること。

②基準該当訪問看護の人員基準に関する措置期間が「平成24年2月29日までの間において、災害救助法による救助の実施状況等を勘案して厚生労働大臣が定める日までの期間に限る」とされていることについて、事業が継続的・安定的に適正に供給されることを切望するため、市としては、満足する期間設定とはいえない。

しかし、佐々木さんは現地でのニーズに応え、活動を継続できるよう、努力を続けた。

宮城県東松島市では、8月10日に地元の社会福祉法人代表も同席して基準該当訪問看護事業所の申請を相談したが、同月24日、既存の訪問看護ステーションは被災しておらず、むしろ被災により利用者が減少している実情から、特例の利用は難しいとの回答があった。

岩手県盛岡市では、すでに介護保険事業所として活動中の看護師（取締役）が基準該当訪問看護事業所を申請したものの、他市同様の理由で却下された。

## ■福島市でスタート

その一方、朗報もあった。9月30日、福島県福島市で、地元のＮＰＯ法人「まごころサービス福島センター」による申請が認可を受けた。それまでに12市町村で申請をしてきたものの、

「ニーズがない」などの理由で認可が下りていなかったが、同センター理事長の須田広子さんが、需要はあることを必死に担当者に訴え、ようやく認可にこぎつけたのだった。

そこで、同センターの看護師である佐藤かつ代さんが、2012年2月1日、自宅を事業所として開業した。平日の9〜17時を営業時間としてサービスを提供した。しかし、福島市での活動は同月29日までのわずか1カ月に限られた。

この間も、菅原由美さんたちは、特例措置の期間延長への働きかけを積極的に行っていた。また、一部マスコミは「ニーズがないというが、本当に必要な人は声を上げられないのではないか。既存の訪問看護事業所にニーズを問い合わせているだけでは、実情を把握できないのではないか」との報道を続けた。

活動期限の前日、2012年2月28日に第89回社会保障審議会介護給付費分科会が開かれた。再度審議が行われ、「対象区域を岩手県、宮城県および福島県内の市町村に限定」したうえで、2012年9月30日まで半年延長することとなった。

これを受け、岩手県一関市では、認可を受けた菊池優子さんが、2012年5月から自宅を事務所にして訪問サービスを始めた。菊池さんに訪問看護サービスを依頼したケアマネジャーは、「訪問看護が必要な人はたくさんいる。だが、既存の訪問看護ステーションは職員不足のため十分に対応できていない」と、「東洋経済オンライン」の取材に対して述べている。

さらに、また期限が迫った9月7日に開かれた第92回社会保障審議会介護給付費分科会で、6か月の再延長が決まった。岩手・宮城・福島の被災3県で特例として認められている「訪問看護ステーションの看護師の一人開業を基準該当居宅サービスとして認める特例措置」を2013年3月31日まで延長する答申が小宮山洋子厚生労働大臣に出された。

このときも、日本看護協会や医療系委員からの「さらなる延長は絶対にないと確約してほしい」と迫る激しい反対があった。だが、大森彌分科会長は「一人開業事業所の実情をもっと十分に把握する必要もあり、特例をもうしばらく続ける必要性が完全にないとは言い切れないのではないか」と提案し、延長を認める答申がとりまとめられた。

## ■南相馬市と石巻市で始まる

この間、福島県南相馬市では、2012年12月25日、「キャンナス南相馬」の高野八重子さんが特例による一人開業を申請して即日許可されて活動を開始した。

また粘り強く申請活動を続けた石巻市の佐々木あかねさんも、2013年1月に同市から受理された。基準該当事業所として「キャンナス石巻訪問看護ステーション」を2月初旬に開業した。

許可された3市では、利用者の支持を受け、着実に成果をあげていたが、新規の訪問看護サービスの利用者を認めないなど、特例による訪問看護ステーションを廃止する方向での圧力が続いていた。

期限の迫った２０１３年3月8日の第93回介護給付費分科会で、3回目の期限延長が行われ、２０１３年9月30日まで再々延長されることとなった。このときの条件は、①対象地域を、宮城県石巻市と福島県南相馬市の「訪問看護の確保が著しく困難な地域」に再縮小し、期限を２０１３年9月30日まで再延長し、②石巻市・南相馬市・岩手県一関市で、4月1日段階で提供されている「特例看護サービス」は9月30日までか、「利用者を他の介護サービスに移行させる

**民主党政権下での1人訪問看護ステーションの特例措置**

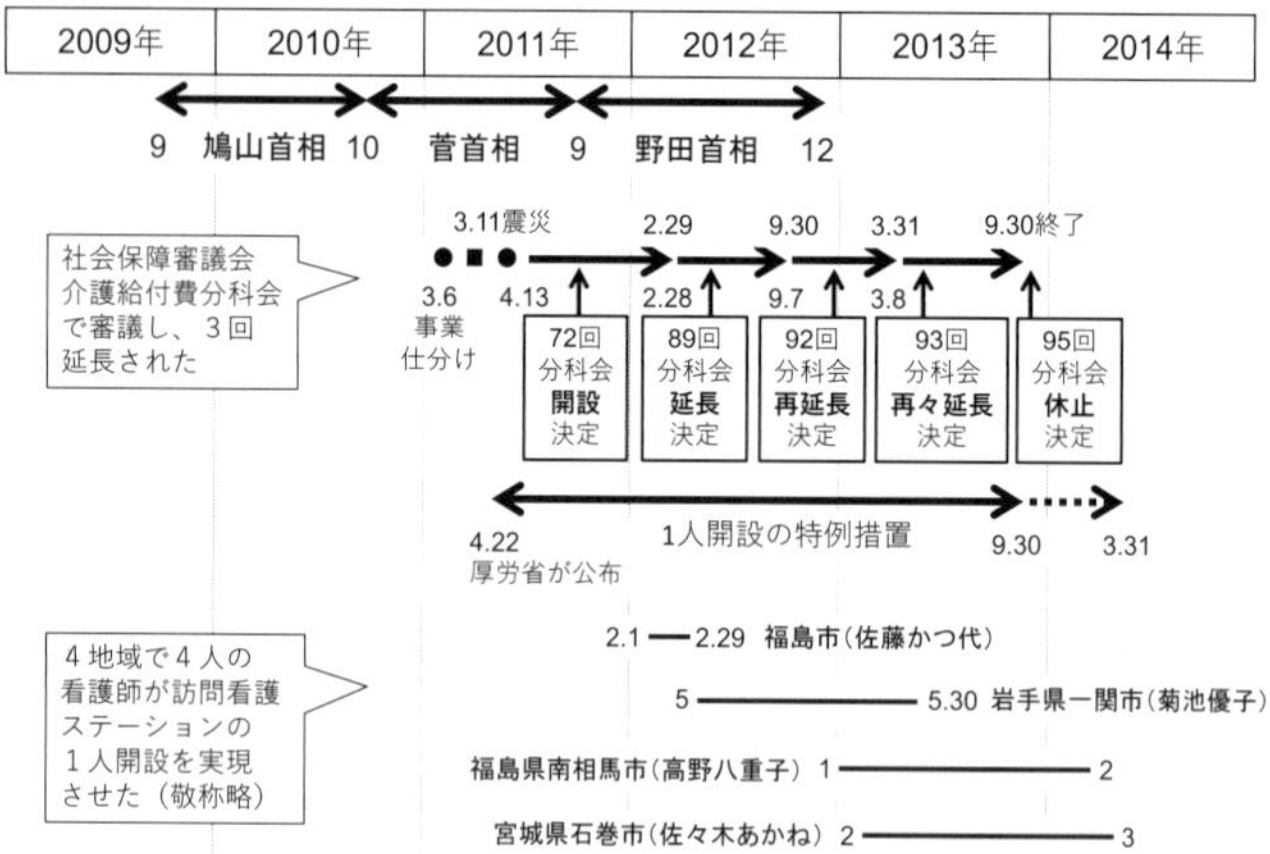


〈図中の数字は月、あるいは月日〉

日」のどちらか早い日までは［経過措置］の対象とする、というものだった。

これに対し、２０１３年８月20日、「開業看護師を育てる会」は全国から約２万人の署名を集め、「在宅療養者が訪問看護師（一人開業者）の介護を受けることについて保険給付の適用を求める請願」を内閣総理大臣・厚生労働大臣あてに提出した。

だが、２０１３年８月21日に開かれた第95回社会保障審議会介護給付費分科会は、「東日本大震災の被災地の一部（宮城県石巻市および福島県南相馬市）に限って訪問看護ステーションの一人開業を認めた特例措置を９月30日で終了する」との省令改正案の諮問を受け、田中滋分科会長のもと了承した。これによって、特例措置による一人開業は、９月30日をもってすべて終了することになった。

「申請数12市町村に対して17件、12事業所。うち受理は5件。ただし、福島市、一関市のほか、南相馬市、浪江町、飯舘村では、認可されたものの実際のサービス提供はなかった――」と、厚生労働省の資料では記載されている。ところが、上記のように、実際にはサービスは提供されていた。ここに、からくりがある。

行政の資料として数字を記載するには、厳密に「被災者なのか」「その人が被災した場所がこの特例地域に当てはまるのか」などを精査する必要があり、その結果、提供ゼロという表記になっているのだ。現実には、開業ができた石巻市、南相馬市、一関市では訪問看護の成果を上げ、利用者も増えていたのだが。菅原由美さんはこの点について指摘する。「結局、ニーズがない、前例がないという行政の態度や、看護・医療業界からの『一人では無理だ』『24時間を任せられない』などの強烈な反対意見を完全に突き破ることはできませんでした。でも、小さいけれど風穴を開けて、特例のもとではあっても、実績をあげることができました。なぜ、看護師は2・5人という人数が集まらないと開業できないのでしょうか。再度、根本的なこの問題に目を向けてみる必要があります」

結局、この被災地特例による訪問看護ステーションの一人開設は、2012年2月の福島市で始まり、2014年3月の石巻市で幕を閉じた。この間、4市で4人の看護師が名乗りを上げ、活動した。

それは、政権の座に就いた民主党内閣の時代と大方重なる。菅直人首相のときに始まり、12年12月の総選挙で民主党が敗れると、翌年8月に、特例措置の休止が決まった。厚労省内には、この特例措置への疑問の声もあった。ある幹部は、「被災地からの要請なので認めざるを得なかっただけ。官邸から持ち込まれれば受けるしかない」と苦り切った表情で胸の内を吐露していた。官邸とは菅、野田政権そのものである。

特例措置の再延長を決めた12年9月の第92回社会保障審議会介護給付費分科会で、池田省三龍谷大学教授は（この案件は）「政治マターになってしまった」と発言した。「規制仕分け」

の時点から説き起こして、「政権の意図」を感じているとの含みだ。

契機となったのは、「被災地からの要望」である。確かに、厚労省の宇都宮老人保健課長が「本件に関しては、政府に設置されました被災者生活支援各府省連絡会議の方に要望があり、それが厚生労働省に伝えられたということでございます」と明かしている。特例措置を決めた第72回の給付費分科会でのことだ。この被災者生活支援各府省連絡会議に要望したのが岩手県からともいわれる。「岩手県といえば、当時の民主党の重鎮、小沢一郎議員の地元です。厚労省も受け入れざるを得なかったのでは」と関係者は指摘する。

政治的な思惑についてははっきりしない。だが、最初の分科会での決定やその後の3回にも及んだ期限延長などすっきりしない論議から、「政権からのプレッシャーが効いたのでは」との推測を捨てきれない。

## ■「目指すのは大規模」と看護協会

日本医師会はともかく、同じ看護師の立場の日本看護協会がなぜ、強硬に一人からの開業に反対するのだろうか。実は、日本看護協会はかつて一人での開業を要望していた。それは厚労省の審議会の場で開陳されている。1999年2月の「医療保険福祉審議会　老人保健福祉部会・介護給付費部会　第5回合同部会」でのことだ。訪問看護ステーションの人員についての議論の最中、日本医師会の委員が「看護師が一人で運営すると質が担保されない。とても無理だ」と述べた。

すぐに見藤隆子・日本看護協会会長が「日本医師会は私たちを侮辱しています」と声を上げた。その怒りを含んだ言葉に広い室内は一瞬静まり返った。見藤会長は「多くの看護師を一度に集めるのが難しい地域で、一人でも活動したいと提言しているだけです。医師は一人で診療所を開いているではありませんか。看護師だから質が低いというのは失礼です」と、堂々と言い切った。

関係者の間からは「長年、医師から見下されてきた看護師からの抗議声明のようだった」という声が聞かれた。審議会という席上では通常、対立した考えも穏便に発言する人がほとんどである。見藤会長の発言は際立っていた。

その日本看護協会が、その後、変身してしまう。前述の第72回介護給付費分科会では、日本看護協会の井部俊子副会長が「現状の訪問看護ステーションは規模が大きくないと赤字経営に追い込まれている。とても一人では事業の継続が難しい」と、一人開業に反対論を展開した。

現在でも、大規模化を目指す方針は変わっていない。

２０１４年に厚労省が審議会に提出した資料によると、黒字経営の事業所が３人未満では26％、３～５人では36％だが、７・５人以上では70％にも及んでいる。逆に赤字の事業所は、それぞれ、28％、21％、７％だ。看護職員が多くなればなるほど、黒字の事業所は増え、赤字の事業所は減っていく。

この数値を根拠に、スケールメリットの効果が大きいと主張している。ではなぜ、20年前に主張していた一人開業を否定するのだろうか。

同協会の岡島さおり常任理事は「独り暮らしの方が増えたことと対象疾患が複雑化していること」を背景に上げる。そのため「24時間の対応が必要で、なお高度の専門性が要求される。そうしたことに対応するには一人で

女性かわらばん

**看護婦の不満噴出の一幕**

◎…「日本医師会は私たちを侮辱しています」――。日本看護協会会長の見藤隆子さんの鋭い声に、室内が一瞬静まった。介護保険の省令などを毎週、集中審議している医療保険福祉審議会での出来事である。

◎…看護婦一人でも訪問看護ステーションを運営出来るか、という議論の際「質が担保されない。とても無理」と述べた日本医師会の委員に反論したものだ。地域の要介護者の自宅を回り療養生活を支援する看護婦の事業所が訪問看護ステーション。

◎…「多くの看護婦が集まらない地域で、一人でもいいから活動したいといっているだけ。医師でも一人で診療所を開いているではありませんか。看護婦だから質が低いというのは、失礼です」と、きっぱり言い切った。これまで、とかく医者から専門家として扱われてこなかったという積年の思いが噴出したようでもある。介護保険は、「看護婦の自立」という課題も抱えている。

1999年2月26日、日本経済新聞夕刊より

は難しい」という。かつては、訪問看護ステーションを増やすために「基準緩和して開設しやすい環境にしてほしいと要望してきました」。だが、時代が変わった、といいたいようだ。いつの時点で方針変更したのかは「分からない」と答える。公益社団法人日本看護協会、公益社団法人日本訪問看護財団、一般社団法人全国訪問看護事業協会が合同で２０１５年にとりまとめた「訪問看護アクションプラン２０２５〈２０２５年を目指した訪問看護〉」では、目指すアクションプランの第一に「訪問看護の量的拡大」として「大規模化、多機能化」をうたう。

また、厚生労働省自体、他の介護事業分野においても同じ論拠で事業所の大規模化を推進しようとしている。「規模のメリット」だ。厚生労働省は、「当事者団体の調査と方針を尊重する」という理由で、日本看護協会や日本医師会の主張に沿って、一人開業に否定的な立場をとっている。

日本看護協会の主な反対理由は、経営規模が小さいほど赤字の率が高いという点にある。だが、本当にそうだろうか。同じ「小さい規模」といっても、２・５人と一人とでは、根本的に異なるのではないか。

常勤２・５人の訪問看護ステーションとは、代表である常勤のほかに、少なくとも２、３人以上を雇っていなければならないことになる。それだけの人数に給与を払い、福利厚生も考え、事務所を構え、事業として運営していく必要がある。だが、常勤1名、経営者だけの事業所なら自宅の一隅に事務所を構えることもでき、自分一人なら給与が減ることはあっても倒産はしない。

さらに、と菅原さんは訴える。「どのような事業でも、特定のお得意さんをもたない開業時から、たくさんの従業員を揃えません。まず自分で始めて、利用者さんが増えたら、従業員を増やして事業を拡大していくのが当然です。訪問看護ステーションにもそれをさせてほしい。それだけのことなのです」だが、厚生労働省は、どうしても一人で運営したいなら、近隣の大きな訪問看護ステーションのサテライトとして活動をするように勧めている。

**職員が多いほど黒字になる訪問看護ステーション**
**〈看護職員の規模別にみた収支の状況〉**

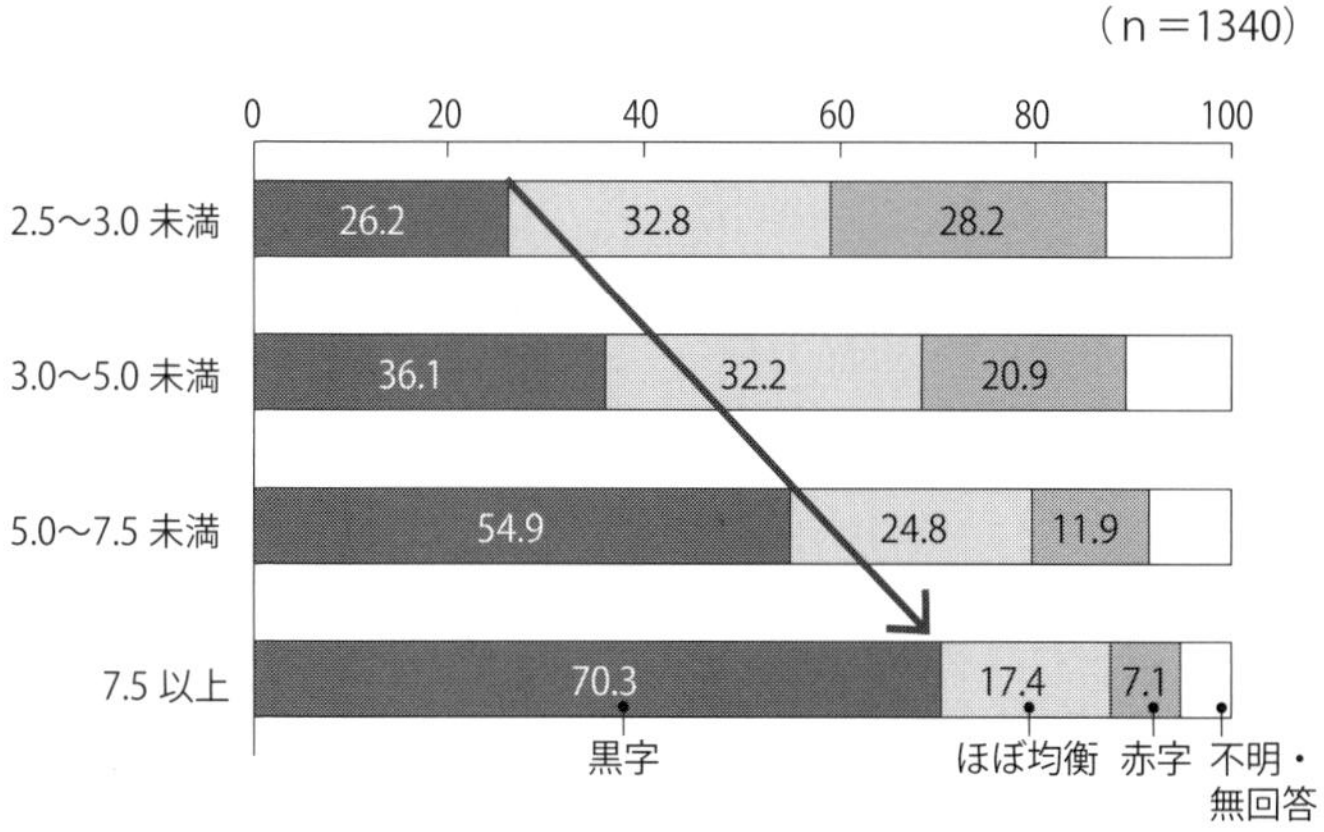


三菱UFJリサーチ&コンサルティングの2012年度調査

前述の東日本大震災後の特例措置が、普遍的な一人開業への突破口になるかどうかは、今後にかかっている。菅原さんはこう語る。「病院からの退院時期も早くなり、高齢化も進む現在、地域には、医療ニーズのある方や、高齢者、介護を要する人、さまざまな人が暮らしています。そこに、気軽に相談できる看護師が住んでいたら、ちょっとした不安や困りごとが、ずいぶん解消されるのではないでしょうか」「訪問看護ステーションの大型化が推奨されています。もちろん、そういう訪問看護ステーションも必要でしょう。でも、『一人でもやりたい』という意志と能力、やる気のある看護師がいたら、その取り組みを認めてほしいのです」

こうした訴えは、サービス提供側だけのメリットではない。各地域にある小さな訪問看護ステーションは、医療や介護の多職種、大きな訪問看護ステーションとも連携をとりながら住み分けることができるのではないか。

実は、看護師の一人開業問題は、単に訪問看護だけではなく、さらに幅広い医療職の開業権の問題でもある。看護師は国家資格である。同じ国家資格取得者の医師、弁護士、公認会計士、司法書士などが一人で開業できないとしたらどうなるか。助産師も一人で看板を出している。2・5人、実質3人以上いないと開業できないというのは、どう考えてもおかしい。また、理学療法士、作業療法士、言語聴覚士にも開業権が認められていない。これもおかしいことだ。

なぜなのか。昔ながらの医師を頂点としたピラミッド型の医療モデルがあるからだろう。いまや在宅医療や高齢者医療場面においては、多職種の水平な関係によるチーム医療が求められている。多職種連携や医療・介護の連携が謳われている。専門職種間のハードルを下げた連携、これこそ地域包括ケアには欠かせないはずだ。

そのためにも、まず、看護師の自立につながる一人からの開業が広がらねばならない。

清水嘉与子　日本訪問看護財団の理事長に聞く

# 「一人からの開業に賛成です」

日本訪問看護財団の理事長、清水嘉与子さんは訪問看護ステーションの一人からの開業について「基本的には賛成です」とはっきり断言する。

「もともと看護界に一人開業の課題を持ち込んできた菅原由美さんの発想と行動力に感服し、ぜひ応援したいと思ったことがきっかけです」

「看護師が多いほうがステーションの経営が安定するのはよくわかっています。それでも、一人で開設したい看護師がいるときに、それを拒むのはおかしいと思います」

専門職として、一人で業務をこなすことができるのは当然だからだ。

「フランスでも一人で訪問看護活動がされています」

一人だと24時間の対応が難しいとよく指摘されるが、「事業者がお互いに連携して、地域でネットワークをきちんとつくれば十分に対応できると思います」と反論する。

一人からの開設に反対している日本訪問看護協会にも、「私は考え方が違います」と伝えているという。

行政など外部から問われれば「賛成です」と答えてきた。文書にもなっている。厚労省の「パブリックコメント」に書き送った。東日本大震災に対応した特例案件である。震災の翌月、2011年4月に開かれた第72回社会保障審議会介護給付費分科会で、訪問看護ステーションも被災し、早急に対応するため従来基準の看護師2・5人でなくても1人でも活動できるように決めた。

この特例措置は12年2月29日までの期限付きであったが、一人での活動が始まり、新たな活動申請者もいることから、2012年2月28日の第89回社会保障審議会介護給付費分科会では、同年9月30日までの延長を答申した。

その案件のパブリックコメントに対し、清水理事長は同年9月12日に厚労省へ見解を伝えた。清水嘉与子個人としてである。以下がその内容だ。長文ではあるが、清水さんの考え方がよくわかるので全文を掲載する。

今回は特例の延長についてのパブリックコメントを求めるご趣旨のようですが、利用者がいる以上は延長は当然のことと考えます。その上で基本的に現行の2・5人での訪問看護ステーション開設許可要件を1人に改正することを求めます。

訪問看護ステーションの大型化、事業の安定化はもちろん望ましい方向ですが、だからといって一人開業を拒む理由にはなりません。

政府は在宅在宅と言いながら、受け入れ態勢が充実していないことをどうお考えでしょうか。在宅に看護師を惹きつけるためには、働く看護師にとって魅力のある職場にする必要があります。

バックアップ体制についてはいくらでも考えられると思います。看護師は専門職です。ましてや、お一人で開業しようとする人は、自信だけでなく、実力もある人でしょう。医療機関の少ないところ（かつての沖縄の保健師活動を思い出します）でも活躍できるでしょうし、やがて誕生するかもしれない特定看護師の活躍も期待されるのではないでしょうか。

何よりもサービスの充実を求めている利用者の立場でお考え下さい。在宅看護の対象者が急増することは分かっていることです。

意欲のある看護師を十分活用してください。工夫次第では、在宅看護はワークライフバランスのとりやすい職場です。意欲ある看護師が、在宅でたくさん働き続けて欲しいと願っています。一人で働く看護師も大歓迎です。

書き出しから、被災地での特例だけでなく、2・5人の制度そのものの見直しを要望している。次いで、看護師の専門職としての力量と誇りに触れる。最後に、利用者の側からみた訪問看護の必要性を訴えている。

清水さんのこうした考え方は、約6年が経過しても全く変わっていない。

## 2 「特例」生かし、一人で訪問看護ステーションを開設

キャンナス石巻佐々木　佐々木（渡部）あかねさん

### 「一人でもきちんと活動できた」被災地で「一人開業」を13カ月続ける

被災地での特例措置として一人での訪問看護ステーション活動が認められ、佐々木（現・渡部）あかねさんがその4番目の看護師となった。今は、出身地の仙台市に近い石巻市で「ぷりけあ訪問看護ステーション」の代表取締役として訪問看護活動をしている。

一人開業に取り組んだ4人のなかでは、最も長い13カ月にわたって被災地で活動を続けた。その佐々木さんの歩みを振りかえってみる。「とても一人では無理。利用者たちが不安になる」との批判を完全に振り払う日々だった。一人での活動が、被災地だけでなく、どこでもできることがよくわかる。

## ■医療通訳めざし豪州に

２０１１年３月。東日本大震災が起きたときに佐々木さんはオーストラリア第２の都市、メルボルンにいた。医療通訳を目指し、英語を学ぶための留学だった。

その直前までは、東京の虎の門病院で急性期の病棟で勤務していた。あわただしい毎日だった。

分刻みで病棟を行ったり来たり動き回る。決められた薬の準備や手術前後の医療的ケアなど、急性期病棟では当たり前のこと。一人の看護師が担当する患者は７人。目先の業務に追われる日々だった。そのなかで疑問が湧いてくる。

「患者さんと一対一できちんと向き合えないのだろうか」

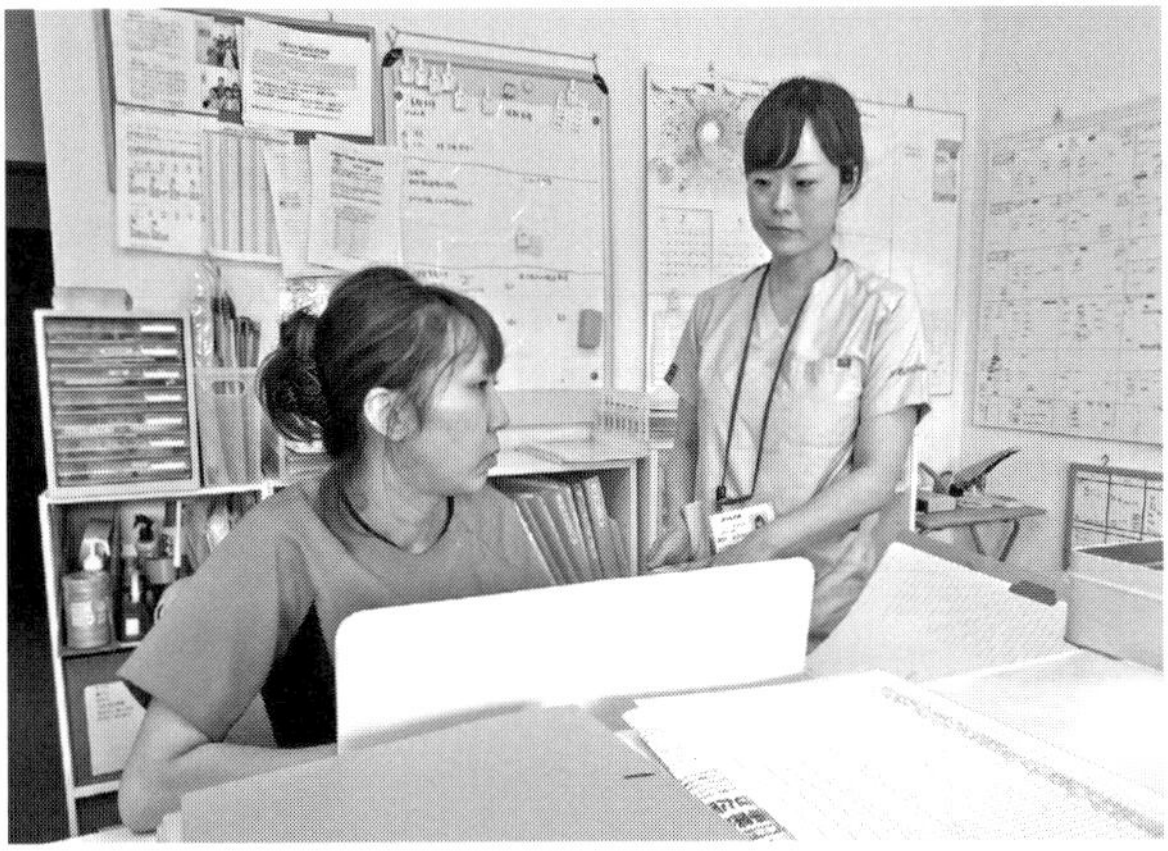

スタッフと打ち合わせする渡部（佐々木）あかねさん（右）

「病気そのものより、人とじっくり接したい」

「いまの仕事は、私の考えていた看護活動と違うのでは」――。

2年間が限界だった。矢も楯もたまらず職を去る。このときの決断と決断を促した決意が、将来を暗示しているように思える。独自の看護師観が芽生えつつあったようだ。だんだんその思いが膨らんでくる。

大病院での医療業務とのずれが深まり、没頭できない。満足感が遠のく一方。ついに、思いが形を成し、日本を離れることになった。とはいえ、医療現場への熱意が冷めたわけではない。そこで見出したのが医療通訳という仕事だ。診療を受ける外国人に同行し、医師など医療者の言葉を母国語に翻訳する。患者と医療者との懸け橋になる。

そのためにオーストラリアに渡った。看護師へのこだわりが強かったので、現地で派遣会社に登録し、看護助手の仕事をしながら英語学校に通っていた。

1年近く経ったそのとき、故郷を東日本大震災が襲う。震災3日後にやっと仙台市に住む両親と連絡が取れるようになった。予定していた留学期間を早めて5月初めに帰国する。多くの被災者を目の前にして、ボランティア活動に入る。泥を掻き出したり、布団を干したり、日用品の搬入など一般ボランティアの一人として動く。

看護師として役立つことはできないか悩んでいるときに、ネット検索でキャンナスの被災地活動を知った。こまごまとした日常生活に寄り添う考え方に共鳴する。その理念や活動ぶりは、看護師として自分が抱いていたものと重なった。

## ■石巻市でキャンナスを旗揚げ

神奈川県藤沢市のキャンナス本部に連絡を取り、当時のキャンナスの現地リーダー、菅原健介さんから「いま、手薄な気仙沼の避難所に行ってくれませんか」と言われ、2011年6月から、本格的にボランティアの一員として加わることになる。

全国各地から看護師たちが続々やってきた。その受け入れや現場での責任者としての活動を続ける。いつの間にか、看護師たちの現地リーダーとなる。次第に活動の場が避難所から仮設住宅に移る。

石巻市から一般社団法人「キャンナス東北」に要請された委託事業にもどっぷりとつかった。場所は太平洋に突き出た牡鹿半島。その地域の仮設住宅に入居した被災者の健康管理だ。一軒一軒の戸別訪問に回る。体調に異変がないか、健康に不安はないかなど丁寧に聞き取る。

そのさなか、2012年4月25日に石巻市で「キャンナス石巻」の発会式を行う。

市の委託事業では活動地域や活動内容が限定されている。僻地である牡鹿半島に保険サービスは行き渡っていない。それでも地域住民の看護ニーズは確実に増えていた。少しでも力になろうと、保険外でサービスを提供できる看護師として名乗りでたのである。

市からの委託事業は有期の活動であり、長期的な継続支援には限界があると思うようになる。病状が悪化すると、地元の訪問看護ステーションや医療機関に引き継がねばならない。他の事業所が入るようになると、親しくなった被災者にも遠慮して足が遠のいてしまう。

やはり、疾病悪化予防の段階から最期の瞬間まで、トータルにかかわることができる訪問看護ステーションとしての活動が必要だと思うようになった。だが、訪問看護ステーションの事業所を起こすには、制度上は少なくとも3人以上の看護師をそろえねばならない。ハードルは高すぎる。悩んでいるときに、突然朗報が入る。

## ■被災地特例で訪看ステーションを立ち上げ

国は被災3県に限って、訪問看護ステーションの必要人員を2・5人以上でなく、一人からでもよいとする特例措置を始めた。2011年4月22日に厚労省が公表した。介護保険の「基準該当サービス」という仕組みを使うので、担当地域の市町村が認可して初めて活動ができる。さっそく石巻市に申請する。その年の8月のことである。

だが、同市からは「訪問看護の活動は充足している。新しいステーションは必要ない」とすげなく拒否されてしまう。4カ月後に再申請したが、またも認められない。

だが、あきらめなかった。「地域の中核病院の石巻市立病院は被災して200のベッドはなくなってしまった。震災による生活環境の変化で病状悪化した高齢者、うつ状態であるが定期的受診に結びつかない人、受診送迎を頼んでいた家族と離別して医療とつながることのできない人などは多い。こうした訪問看護師を待っている人たちの要望にぜひ応えたい」。強い気持ちは変わらなかった。

そんな潜在的な利用者たちの手助けを得ようと、新しい作戦を考えた。署名活動である。キャンナス代表の菅原由美さんの発案だ。署名簿を手に、避難所や仮設住宅を回って、訪問看護の必要性を訴えた。地盤も看板もない。すべて口コミ頼みである。訪問看護ステーションの設立を求めるために、住民が署名するのは前代未聞のことといっていい。

しかも、1800筆も集めた。たった2週間のうちにだ。画期的なことである。佐々木さんやキャンナスの活動に被災者たちが共感し、信頼を寄せていた証しともいえるだろう。署名活動と同時に、在宅診療の医師や訪問看護・介護事業者との連携をとり、一人で開業したときに、提供するサービスが途切れないように体制づくりも進めた。

翌2013年はじめに署名簿とともに4回目の申請書を石巻市に提出。すでに福島市と一関市で特例措置が実現していたこともあり、やっと石巻市は認めた。ＪＲ石巻駅前の3階建てのビル内、キャンナスの事務所の隣に訪問看護ステーションを立ち上げることができた。もちろん看護師は佐々木さん一人だ。

２０１３年2月5日から活動を始め、特例措置が終わったのは翌年、２０１４年3月末だった。13カ月の貴重な体験だった。厚労省の審議会では、２０１３年9月末で特例措置を打ち切ることにしていたが、利用者が継続を望めば、当該市町村に判断を委ねた。だが、新しい利用者は10月からは受け入れられない。

活動していた13カ月の間の利用者は全部で9人だった。始めて2カ月たった4月には8人に達した。その8人の状況とサービス内容は次ページの表のようになる。

## ■8人の利用者宅に訪問

2週間に一度、健康状態を確認すればいい軽度者がいた。1日に2回の訪問が必要な重度者もいた。利用者の状態はみな異なる。うつ病や認知症の利用者が多かったが、がん末期の重度者宅も訪問した。

石巻市内に夫婦で住む70歳代の男性の自宅は1階が浸水状態になった。男性は、がんでほ

## 利用者の状況と訪問内容

| 利用者 | 要介護 | 状況 | 提供内容 | 震災の影響 | 訪問頻度 | 訪問時間(1回あたり) |
|---|---|---|---|---|---|---|
| A氏 80代 | 5 | 原因不明のADL低下、褥瘡、栄養低下、誤嚥性肺炎、四肢拘縮 | 全身状態管理、褥瘡処置、口腔ケア、清潔ケア、食事介助、リハビリ | 大きな影響なし | 週2回 | 1時間 |
| B氏 80代 | 1 | 認知症、独居 | 服薬管理、生活状況確認 | 居住階は天井まで浸水。震災によって近隣の知人が逝去・転居 | 週1回 | 30分 |
| C氏 80代 | 1 | 認知症、うつ、大腸がん | 全身状態管理、メンタルケア(本人&介護者) | 津波にて自宅全壊、娘の家に転居し、同居中 | 週1回 | 30分 |
| D氏 70代 | 2 | 高次脳機能障害、うつ | メンタルケア(本人&介護者) | 津波にて自宅全壊。津波にのまれた恐怖体験、親族の喪失体験あり、精神的不穏あり。 | 週1回 | 30分 |
| E氏 80代 | 2 | うつ | メンタルケア(本人&介護者) | 自宅全壊。震災にてうつ発症。現在、仮設住宅で生活中 | 月2回 | 30分 |
| F氏 70代 | 5 | がん術後、気管孔、糖尿病、経鼻管栄養、褥瘡 | 全身状態管理、吸入・吸引、インスリン、点滴、褥瘡処理、全身清拭、リハビリ、疼痛評価、等 | 1階浸水 | 日2回 | 1時間 |
| G氏 80代 | 1 | 認知症、COPD | 服薬管理、体調確認 | 大きな影響なし | 週1回 | 30分 |
| H氏 80代 | 認定なし | 軽度認知症 | 服薬管理、体調確認 | 大きな影響なし | 週1回 | 30分 |

ぼ寝たきり状態。糖尿病も抱えているのでインシュリンが欠かせない。気管内吸引と、点滴などの全身状態管理が必要だった。もちろん要介護は「5」である。

佐々木さんは、朝と夕方1時間ずつ、土曜と日曜は除き毎日通い始めた。男性は気管を切開しており声は出ないが、ジェスチュアや筆談で簡単な意思疎通はできた。訪問すれば、必ず痰の吸引にかかる。

「この方以上に大変な人はいなかった」と振り返る。佐々木さんにとって医療現場は2年間の病院勤務しかない。訪問看護はまったく初めてのこと。そこに、いきなりがん末期の重度者が現れた。それも日に2回という頻回の訪問に直面した。「この方の日程を中心にして、全体の訪問スケジュールをつくりました」。重度者だが、「残された時間を自宅で過ごしたい」という本人と家族から強い要望があった。

実は、朝夕1日2回の訪問のうち夕方は、「キャンナス石巻」での活動にした。介護保険の枠内では1日2回の訪問はできないからだ。同じような看護活動をしながら、キャンナスでは1時間1500円の規定料金となり、訪問看護の同8000円に比べかなり低くなる。だが、同じ日の2回目の訪問となると、保険では4500円となり、本人負担は3割なので1350円。利用者の負担はキャンナス料金のほうが上回ってしまった。本人と家族は「ぜひ佐々木さんに」という要望が強く、割高でも了承したという。

ほぼ7カ月通った。8月初めに自宅で佐々木さんや家族に見守られながら亡くなった。本人と家族が望んでいた通りに、病院でなく自宅での看取りとなった。ほかに7人の利用者を担当していたが、看護師一人で受け止めた。

## ■小さく始めて大きく育てる

自宅が全壊したため仮設住宅で暮らす80歳代の男性の部屋には、月2回通った。震災直後からうつ病を発症したため、メンタルケアが必要になった。

週1回訪問していた80歳代の女性は、震災で認知症が急速に進んでしまった。天井まで浸水した住宅で一人暮らしだ。要介護1でデイサービスに通っている。服薬管理も佐々木さんの仕事になる。

特例措置のため、医療保険の対象者には訪問できなかった。診療所と別の訪問看護ステーションからそれぞれ依頼があったが断らざるを得なかった。制度の限界を感じたという。

24時間対応を標榜していた。「夜間呼ばれるかもしれない」とはじめは緊張していた。夜間緊急訪問は2回。原因不明の疼痛を訴えたためと、看取りであった。

佐々木さんが担当した患者は、多いときで8人だったが、「あと2人ぐらい増やすことはできると思った」。10人以上に増えたら、もう一人の看護師を頼もうと考えていた。患者数より重要なのは延べの訪問件数と患者の重症度だろう。最も多かった2013年8月には74件に達していた。「都会部と違いこの地域は患者さんの家が離れているので、移動時間が相当かかり、90件が限界かなと感じていました」と話している。

一人開業を体験した佐々木さんに、2・5人の配置が必要か訊ねた。すると、「事業所のスタートアップ時から、2・5人の看護師は必要ありません。訪問件数が増えるまでの間、人件費がかさみ、赤字経営のリスクが大きくなってしまいます」と話す。

また、小規模な事業所では「職員の急な退職などで2・5人を割ることになると閉鎖に追い込まれかねません。そうなれば、有能な看護師たちによる、地域ニーズに即した意思決定の早い組織体の成長の芽を摘むことになります。これは、大きな損失です。人員基準を満たさないことによる閉鎖を回避する策が必要だと思います」と語気を強めた。

「一人からの開業が認められれば、たとえば1・3人（常勤看護師1人とパート看護師0・3人）の配置でもよくなります。ゆくゆくは大きなステーションに育てて安定的な経営を目指す。地方など、看護師の確保自体が困難な地域では、小さく始めて大きく育てる、ということが可能になるはず」とも指摘する。

きくちまさこ訪問看護ステーション

菊池優子さん

## 岩手県一関市で2か所目 40年のキャリアの集大成として

岩手県一関市の菊地優子さんは、被災地特例で2番目に訪問看護ステーションの活動を始めた。自宅で「菊地優子訪問看護ステーション」の看板を掲げたのは国の審議会で特例措置が決まったほぼ1年後の２０１２年5月。もちろん一人である。

それまで病院や大手企業の健康管理室に勤務、健康相談や訪問活動をしてきた。訪問看護ステーションを手掛けたかったが、看護師２・５人の壁が立ちふさがっていた。「スタッフを２人抱えて事業を立ち上げる自信がなかった」。

だから、一人でも開業できる特例措置を新聞で知ると、すぐに申請に動いた。しかし、一関市からは、ほかの被災地自治体と同様にまともに相手にされなかった。

特例措置は当初２０１２年2月までだった。だが、第89回社会保障審議会介護給付費分科会で9月30日までの延長が決まると、一関市は菊地さんの再三の要望を受け入れることになる。看護師として約40年仕事を続けてきた菊地さんにとって、その集大成が訪問看護への挑戦だった。

一人で開業して以来、利用者が最も多い時は8人になる。「それでも十分に対応できました」。夜間に緊急に呼ばれることは時々しかなかった。丁寧に訪問を続けた結果、自宅で看取った利用者は3人にも達した。

ケアマネジャーからの紹介と口コミで新しい利用者が増えていったという。

特例措置での活動は13カ月に及んだ。9月末の期限を前にして、「ずっと続けてほしい」という患者や周囲の声に応え、2013年6月に制度内の運営に切り替えた。ひらがな名の同名の株式会社が経営する「きくちまさこ訪問看護ステーション」である。

今では、15人の看護師が活動しており、市内中里にサテライトの訪問看護ステーション「サテライト桜町」も開設している。

菊地さんは活動を振り返り、改めて2・5人の規制に首をかしげる。「いきなり2・5人で事業を始めるのはとてもきついと思う。はじめは一人で立ち上げ、利用者が増えていけば看護師を増やしていくのが最も自然だと思います」と話す。

キャンナス南相馬

高野八重子さん

# 3か所目は福島県南相馬市でキャンナス活動と両輪で

被災地での特例訪問看護ステーションを3番目に始めたのが福島県南相馬市の高野八重子さんである。

35年勤務していた南相馬市立総合病院が震災で業務を縮小したため、定年目前で退職した。福島市に避難し、体育館にいる被災者のケアに入る。「自然に体が動いていた」。8月には南相馬市に戻り、被災者たちの健康相談などの支援活動に。

活動中にキャンナス代表の菅原由美さんと出会って特例措置を知り、2012年12月に南相馬市に個人として申請した。「千葉県の亀田総合病院から南相馬市立総合病院に応援に来ていた原澤慶太郎先生などのお力添えがあって」、翌年1月に認められる。「南相馬ひまわり訪問看護ステーション」と「キャンナス南相馬」を同時に立ち上げた。看護師2人で活動を始め、約20人の被災者が利用者になる。

「訪問看護だけでは生活が成り立たない家族にキャンナスが必要だった」。認知症で要介護

3の80歳代後半の母親と60歳代の息子の家族がいた。息子は強度のアルコール依存症のため、部屋の片付けもままならない。訪問介護のヘルパーが来ていたが、家事全般をこなすにはとても追い付かない。

そこで、訪問看護と並行してキャンナスも関わることになった。キャンナスの活動費は当時1時間1400円。これに交通費として200円が加わる。

2013年9月30日に特例措置の期限を迎えたが、15人ほどの利用者がいた。南相馬市に「待ってください。しばらく続けさせて」と要望。翌14年2月まで続けることができた。

特例措置の終了後は、合同会社を立ち上げてステーションを引き継いだ。看護師は高野さんを含めて3人。

キャンナスの活動は2016年10月から休止していたが、18年10月から再開。利用者の通院を手伝い、院内介助に入る。診察室に同行し、医師からの説明をきちんと伝える。書店まで重い本を買いに行くこともある。歩行が難しい高齢者を見守りながら散歩に同行することも。いずれも日常生活には欠かせないことばかり。そんなときに、キャンナスの出番となる。

## 「一人開業」は暮らしの安心実現には住民からの声が重要

弁護士　遠藤直哉

社会の高齢化が進む中、在宅ケアの中核をなすものとして、１９９２年に訪問看護ステーションの制度が始まりました。医療については、医師の指示書で業務をする点では、医師業務の補助ですが、医師の同伴なしに、独立して業務をする点では、初めての制度です。看護師の権限や役割を認めた画期的制度で、高齢者ケアに必須のものとされたわけです。十分なサービスをするために、看護師２・５人以上が在籍する条件で認められます。つまり、医療保険と介護保険を受けるための条件です。

しかし、事務所を借りたり、人を雇うことは、大変負担が重い、リスクも大きい、ということに気づくようになりました。民間会社が経営者となることも多くなりましたが、利益追求が優先されれば、患者や看護師の皆さまも納得できません。そこで、看護師の方が一人で自宅で開業することを認めてほしいとの運動がされ続けてきました。その中心をなすのが、ボランティアナースの活動をリードしたキャンナス代表菅原由美さんです。全国を走り回ってがんばっています。彼女に、被災地に案内され、このような状況では、看護師が必要になると説明を受けました。すぐに自治体に向かい、現行の法令でも、一人からの開業を運用できると説明しました。しかし、前向きなお返事はありませんでした。

一人からの開業でも、医師でいうところの自費による自由診療は認められています。そこで、医療保険と介護保険を適用してほしいとの要望を、政府や各政党にも提出してきました。

看護師は医療については医師の指導を受け、介護についてはケアマネジャーと協議をしますので、チームで業務をし、安全といえます。また、家賃支払いなどの不安もないので、業務に専念できます。メリットの大きい一人からの開業をとりあえず始めて、その後、状況により改善していくという方向で進むべきではないでしょうか。保険で、すぐ飛んで来てくれる看護師さんを頼めることは、大変安心できます。ぜひ、皆さまのお力を貸してください。

こうした住民の声を出していくことで、住みやすい、安心できるまちづくりができると思っています。

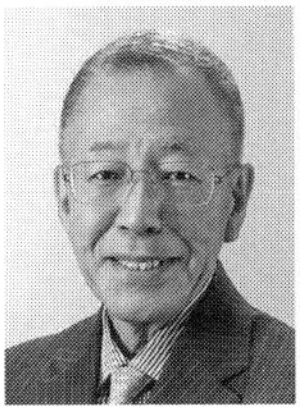

**えんどう・なおや**●弁護士法人フェアネス法律事務所代表弁護士。主に医療介護の分野を扱う。著書に『医療と法の新理論・医療事故調査制度の適正な活用へ―医療裁判の適正手続化へ』（信山社出版）など。

# あとがき

今、新型コロナウイルスで世界中が大混乱。今回の災害ではキャンナス助っ人ナースの参加者を募りました。これまでに成田の帰国者検疫施設、神奈川県内の軽度者療養施設、そして、感染爆発で「介護崩壊」が起きていた札幌市の介護施設などにナースを派遣することができました。まだ、偏見も強くある中で、自分の感染リスクも顧みずに応じてくれた、熱い思いの勇気あるナースに感謝します。

いったい何人来てくれるのだろうと心細い思いだったあの雨の日から、もう、25年が経ちました。初めて「訪問ボランティアナースの会」(まだ、「キャンナス」という名前もなかったのです)の説明会を藤沢市民会館で開いたのは、1997年3月16日。会場に集まったなかには、今もキャンナスの活動を各地で展開してくれている仲間がいます。徐々に全国に拠点が広がり、おかげさまでキャンナスは136拠点にまで成長してきました。キャンナスはいつも、熱意と志、そして行動力のある「看護・志」を求めてきました。知識や知恵は、当然、必要なもの。そのうえに「困っている人を助けたい、寄り添いたい」という熱い思いをもち、各自の判断と責任で行動する仲間が、確実に増えていることが何より嬉しいです。

キャンナスのことを良い意味で「暴走看護師集団」と言ってくださる方もいます。暴走は私だけで、冷静に対処してくれる仲間がいてこそ、ここまでやってくることができました。今回、25年の活動の「軌跡」を記録するために、出版を企画しました。続けることができただけでも、「奇跡」。手前味噌ですが、私の中では「奇跡の軌跡」です。今年で65歳になり、介護保険証も届きました。当初は卒業文集みたいなイメージももっていたのですが、本にすることで、逆にファイトがわいてきました。まだまだ、声をあげていかなければならないことがあります。

例えば、訪問看護に必要な医師の指示書の問題があります。

Aさんを入浴させるのにデイサービスの中でも、訪問入浴の入浴車でも、指示書は不要です。それなのに訪問看護で、自宅のお風呂に入れるのになぜ医師の指示書が必要なのでしょうか。介護保険の訪問看護は私たち看護師の業務の療養上のお世話です。これは、法律的には看護師の独占業務となっています。看護師の判断でできるようになってほしいと思っています。状態が悪化して医療保険に切り替わった時には指示書のもとにしっかりと医師と連携していくのは当然です。指示書をなくすことで、看護師のデスクワーク負担が減り、患者さんのところへ行く時間を増やせます。

訪問看護ステーションの「一人からの開業」も決して諦めたわけではありません。実は、今年度、ステーションの人員配置の緩和が、政府内で議論されることになりました。地方分権改革の中で最低2・5人以上の基準は厳しすぎるから、自治体の判断で緩和できるようにしてほしいという要望があったからです。社会が必要とすることは、紆余曲折はあっても必ず実現すると信じています。

家族だけでなく、社会で介護を支え合っていきたいという私の夢は、介護保険が実現しました。そして、今、子育ての社会化を夢見ています。子育て中のお母さんの休息のために「お泊まり」ができ、病気で保育園に行けない時はシッターを派遣する。「通い」「泊まり」「訪問」を一か所で行う介護の小規模多機能型のサービスが子育てにも必要です。こういうフルサポートのサービスがあれば、虐待も減るはずです。昔の介護のように、貧困など多くの問題が外からは見えない家庭の中に潜んでいると感じています。

ということで、「暴走」はこれからも続くことになるのではないかと思います。最近、キャンナスに「被害者の会」が発足しました。代表はわが夫です。各拠点の代表たちが思い切り活動できるのは、「被害者」を自認しつつ、理解し、自由に行動できるよう支えてくれる家族の存在があるからです。ウィズコロナの新しい日常は、医療・介護の現場も変えていくでしょう。お看取りや葬儀という人生の最後の最後の場面で、家族が十分にかかわれないという状況がありますが、まず、変えていかないといけないと思います。1年後、3年後、5年後、世界がどう変わっていくのか、しっかり見つめ、変化に耐えうるキャンナスでありたいと思っています。

出版までいろいろなことがあり、2年もかかってしまいました。最後になりましたが、私を支えてくださいました皆さまに心より御礼申し上げます。そして、今後ともよろしくお願い申し上げます。

2020年9月末日

キャンナス代表　菅原由美

# キャンナス年表

| 西暦 | キャンナスの歩み | キャンナス拠点スタート | 介護保険制度の流れ・社会の出来事 |
| --- | --- | --- | --- |
| 1989 | ・初めて介護した義祖母亡くなる | | ・ゴールドプラン（高齢化対策強化） |
| 1991 | | | ・老人保健法改正により老人訪問看護制度創設 |
| 1994 | | | ・新ゴールドプラン（在宅介護重視） |
| 1995 | ・アムダの会員になる | | ・阪神・淡路大震災 |
| 1996 | ・キャンナス設立準備新聞等で潜在ナース掘り起こし | | |
| 1997 | ・キャンナスを立ち上げる | キャンナス湘南（神奈川） | ・介護保険法成立 |
| 1998 | ・キャンナス解散<br>・新生キャンナスを立ち上げる／送迎サービス開始 | キャンナス県央（神奈川） | ・NPO法施行 |
| 1999 | ・菅原代表が有限会社ナースケアを設立 | キャンナス横須賀（神奈川）<br>キャンナス知立（愛知） | ・ゴールドプラン21（介護保険の実施運営）<br>・国境なき医師団がノーベル平和賞受賞<br>・大阪府高槻市長が妻の介護のために退職<br>・介護疲れによる「承諾殺人」事件発生 |
| 2000 | | キャンナス高知（高知） | ・介護保険法施行 |
| 2001 | ・湘南在宅ケアセミナーを初開催（3月1日）<br>・第2回湘南在宅ケアセミナー（12月16日） | キャンナス板橋（東京） | ・介護保険料徴収<br>・「骨太の方針2001」 |
| 2002 | | キャンナス麻生（神奈川）<br>キャンナス北九州（福岡）<br>キャンナス黒島（沖縄）<br>キャンナス波照間（沖縄） | ・保健師助産師看護師法施行（男女名称の統一） |

| | | | |
|---|---|---|---|
| 2003 | ・第3回湘南在宅ケアセミナー（1月26日）<br>・第4回湘南在宅ケアセミナー（8月17日） | キャンナス柏（千葉）<br>キャンナス松戸（千葉）<br>キャンナス福山（広島） | ・ゴールドプラン（高齢化対策強化） |
| 2004 | ・第5回湘南在宅ケアセミナー（12月12日）<br>・第6回湘南在宅ケアセミナー（4月12日） | | |
| 2005 | ・第7回湘南在宅ケアセミナー（10月30日） | キャンナスくにみ（大分）<br>キャンナス南横浜（神奈川） | ・介護保険制度改正（施設給付の見直し等） |
| 2006 | ・第8回湘南在宅ケアセミナー（11月19日） | キャンナス館山（千葉）<br>キャンナス釧路（北海道）<br>キャンナス相模原北（神奈川） | ・介護保険第3期開始<br>・介護保険制度改正（予防事業・地域支援事業の創設など）<br>・高齢者人口（65歳以上）が、全体の20・7%に |
| 2007 | ・第9回湘南在宅ケアセミナー（12月23日） | キャンナス益田（島根）<br>キャンナス京都（京都） | ・コムスン事件 |
| 2008 | ・日本開業看護師会が発会記念シンポジウムを開催（港区、女性と仕事の未来館）（7月19日）<br>・開業看護師を育てる会設立総会シンポジウム（千代田区、主婦会館　プラザエフ）（11月16日）<br>・渡辺孝男厚生労働副大臣あてに「訪問看護事業における人員基準等の見直しに関する要望書」を提出（11月29日） | キャンナス堺（大阪）<br>キャンナス札幌（北海道）<br>キャンナス市原（千葉）<br>キャンナス宇佐（大分）<br>キャンナス西宮（兵庫）<br>キャンナスなんと（富山）<br>キャンナス桑名（三重） | ・介護保険法改正（事業者の法令順守など）<br>・社会保障国民会議 |

| 西暦 | キャンナスの歩み | キャンナス拠点スタート | 介護保険制度の流れ・社会の出来事 |
|---|---|---|---|
| 2009 | ・第10回湘南在宅ケアセミナー（2月15日）<br>・「ナースオブザイヤー賞」「インデペンデントナース賞」受賞<br>・開業看護師を育てる会総会（藤沢市）（6月13日）<br>・鳩山総理、キャンナス松戸を視察（12月12日） | キャンナス野田（千葉）<br>キャンナス横浜・緑（神奈川）<br>キャンナス日高（埼玉）<br>キャンナス八戸（青森）<br>キャンナスさいたま（埼玉）<br>キャンナス山梨（山梨）<br>キャンナス岡山（岡山）<br>キャンナス沼津（静岡）<br>キャンナス甲子園（兵庫）<br>キャンナス四日市（三重）<br>キャンナス安芸（広島）<br>キャンナス名古屋（愛知）<br>キャンナス相模原南（神奈川） | ・介護保険第４期<br>・民主党に政権交代 |
| 2010 | ・第11回湘南在宅ケアセミナー（1月17日）<br>・開業看護師を育てる会総会（千代田区、東京国際フォーラム）（4月25日）<br>・枝野幸男民主党幹事長宛に「訪問看護事業における人員基準等の見直しに関する要望書」を提出（8月26日）<br>・開業看護師を育てる会シンポジウム（千代田区、東京国際フォーラム）（11月14日） | キャンナス京都八幡（京都）<br>キャンナス県央長崎（長崎）<br>キャンナス焼津（静岡）<br>キャンナス仙台中央（宮城）<br>キャンナス新宿（東京） | |

| | | | |
|---|---|---|---|
| 2011 | ・菅原代表、規制仕分けに呼ばれ答弁（3月6日）<br>・東日本大震災被災地支援開始（3月20日）<br>・開業看護師を育てる会シンポジウム（千代田区、東京国際フォーラム）（5月22日）<br>・開業看護師を育てる会シンポジウム（宮城県仙台市、TKPカンファレンスセンターホールホール）（9月10日）<br>・第12回湘南在宅ケアセミナー（11月16日） | キャンナス大阪（大阪）<br>キャンナス静岡（静岡）<br>キャンナス町田（東京） | ・東日本大震災<br>・介護保険改正（地域包括ケアの推進。定期巡回・随時対応サービスなどの創設） |
| 2012 | ・開業看護師を育てる会シンポジウム（中央区、TKP東京駅日本橋ビジネスセンター）（1月22日）<br>・神奈川県知事　ボランタリー活動奨励賞（3月2日）<br>・キャンナスを応援する春の会（渋谷区、東郷記念館）（4月16日）<br>・社会貢献支援財団　第百四号受賞（5月1日）<br>・第13回湘南在宅ケアセミナー（7月5日）<br>・「小さな親切」実行賞受賞（9月14日）<br>・3・11キャンナス被災地支援ボランティアチーム同窓会（渋谷区、東郷記念館）（9月14日）<br>・開業看護師を育てる会フォーラム（中央区、TKP東京駅ビジネスセンター）（12月9日） | キャンナス石巻（宮城）<br>キャンナス吹田（大阪）<br>キャンナス東大阪（大阪）<br>キャンナス高松（香川）<br>キャンナス丸亀（香川）<br>キャンナス三豊（香川）<br>キャンナス宝塚（兵庫） | ・介護保険第5期<br>・社会保障・税一体改革 |
| 2013 | ・開業看護師を育てる会フォーラム（中央区、貸会議室プラザ　八重洲北口）（2月3日）<br>・第14回湘南在宅ケアセミナー<br>・キャンナス総会にて年会費を廃止し、以降は「集い」として年1回開催することを決定。<br>・キャンナスの集い（島根県出雲市）（6月15～16日）<br>・開業看護師を育てる会シンポジウム（東京国際フォーラム）（6月23日） | キャンナス浜松（静岡）<br>キャンナス南相馬（福島）<br>キャンナス鳥栖（佐賀）<br>キャンナス昭島（東京）<br>キャンナスさばえ（福井）<br>キャンナス清水（静岡）<br>キャンナス白河（福島） | ・社会保障制度改革国民会議 |

| 西暦 | キャンナスの歩み | キャンナス拠点スタート | 介護保険制度の流れ・社会の出来事 |
|---|---|---|---|
| 2014 | ・キャンナスの集い（静岡県熱海市網代）（4月26・27日）<br>・広島豪雨・土砂崩れ被災地支援（8月〜9月日）<br>・第15回湘南在宅ケアセミナー（8月17日） | キャンナス箕面（大阪）<br>キャンナス秦野（神奈川）<br>キャンナス熊本（熊本）<br>キャンナス加古川（兵庫）<br>キャンナス木更津（千葉）<br>キャンナス犬山（愛知）<br>キャンナス札幌北（北海道）<br>キャンナス岐阜（岐阜） | ・介護保険法改正（介護予防・日常生活支援総合事業の創設）<br>・広島豪雨・土砂崩れ |
| 2015 | ・キャンナスの集い（静岡県熱海市網代）（5月2・3日）<br>・南海トラフの災害時対策としてアムダと協定調印（11月11日）<br>・菅原夫妻の還暦を祝う会（渋谷区、東郷記念館）（11月13日） | キャンナス高岡（富山）<br>キャンナス遠軽（北海道）<br>キャンナス板橋北（東京）<br>キャンナスわじま（石川）<br>キャンナス豊山（愛知）<br>キャンナス烏山（栃木）<br>キャンナス函館（北海道）<br>キャンナス豊田（愛知）<br>キャンナス宍粟山崎（兵庫）<br>キャンナス熱海（静岡）<br>キャンナス豊橋（愛知）<br>キャンナス岡崎（愛知）<br>キャンナス新小岩（東京）<br>キャンナス宇都宮（栃木）<br>キャンナス世田谷用賀（東京）<br>キャンナス京都左京（京都）<br>キャンナス相模原相模台（神奈川） | ・介護保険第6期<br>・骨太の方針2015 |

| | | | |
|---|---|---|---|
| 2016 | ・ヘルシー・ソサエティ賞受賞（パレスホテル、3月31日）<br>・熊本地震被災地支援（4月～）<br>・キャンナスの集い（藤沢市）（5月28・29日）<br>・キャンナス100箇所発会記念パーティー&ヘルシーソサエティー賞受賞パーティー（明治大学リバティタワー、7月15日） | キャンナス宇治（京都）<br>キャンナス福島（福島）<br>キャンナス金沢（石川）<br>キャンナス滋賀竜王（滋賀）<br>キャンナス滋賀犬上（滋賀）<br>キャンナス弘前（青森）<br>キャンナス牡鹿（宮城）<br>キャンナス高岡野村（富山）<br>キャンナス長崎ながよ（長崎）<br>キャンナス藤沢（神奈川）<br>キャンナス茅ヶ崎（神奈川）<br>キャンナス伊勢原（神奈川）<br>キャンナス新潟（新潟）<br>キャンナス刈谷（愛知）<br>キャンナス相模大野（神奈川）<br>キャンナス奈良（奈良） | ・熊本地震<br>・骨太の方針2016／一億総活躍プラン |
| 2017 | ・キャンナスの集い（宮城県石巻市、気仙沼市）（6月24・25日） | キャンナス横浜港南（神奈川）<br>キャンナス柏原（大阪）<br>キャンナス小金井国分寺（東京）<br>キャンナス長久手（愛知）<br>キャンナス高岡まきの（富山）<br>キャンナス東伊豆（静岡）<br>キャンナスひみ（富山）<br>キャンナス気仙沼（宮城） | ・介護保険改正（自立支援と要介護状態の重度化防止、地域共生社会の実現、制度の持続可能性の確保） |

| | | | |
|---|---|---|---|
| 2018 | ・西日本豪雨被災地支援（6~8月）<br>・キャンナスの集いin七尾（10月・13・14日） | キャンナスいみず（富山）<br>キャンナス白山（石川）<br>キャンナス加賀山中（石川）<br>キャンナス清里（山梨）<br>キャンナス蒲田（東京）<br>キャンナス宮崎（宮崎）<br>キャンナス長崎佐々（長崎）<br>キャンナス北九州八幡（福岡）<br>キャンナス生駒（奈良）<br>キャンナス練馬（東京） | ・指定訪問看護及び指定老人訪問看護の事業の人員及び運営に関する基準の改正<br>・介護保険改正（訪問看護：複数名による訪問時の看護補助者同行加算など）<br>・西日本豪雨（6月28・29日） |
| 2019 | ・キャンナスの集いin長崎<br>・台風19号被災地支援に入る（10月13~31日） | キャンナス水戸（茨城）<br>キャンナス池袋（東京）<br>キャンナス帯広（北海道）<br>キャンナス春日部（埼玉）<br>キャンナス日高飯能（埼玉）<br>キャンナス糸島（福岡）<br>キャンナス南ちくご（福岡）<br>キャンナス池田（大阪） | ・令和に改元<br>・東日本台風（台風19号） |
| 2020 | ・新型コロナウイルス支援（市ケ谷・神奈川・札幌）<br>・7月豪雨被災地支援 | キャンナスたまな（熊本）<br>キャンナス田川（福岡）<br>キャンナスふなばし（千葉）<br>キャンナス都城（宮崎） | ・新型コロナウイルス感染症パンデミック<br>・7月豪雨 |

# 講師一覧

| | | | |
|---|---|---|---|
| 第1回湘南在宅ケアセミナー | 医療法人社団洋精会沼尾病院　在宅医療部長 | 高橋昭彦 | 「悩めるヘルパー・ナース・ドクター集まれ！」 |
| | 鹿児島県　ナカノ在宅医療クリニック　院長 | 中野一司 | |
| | テルモ株式会社　在宅医療TBU | 高嶌恒男 | |
| | 慶応義塾大学博士課程 | 堀真奈美 | |
| 第2回湘南在宅ケアセミナー | 高崎市　小笠原ペインクリニック院長 | 小笠原一夫 | 「家で死にたい！看取りたい！在宅ホスピスの実現に向けて」 |
| | 東海大学病院地域医療センター長岡ボランティアセンター長 | 谷亀光則 | |
| 第3回湘南在宅ケアセミナー | 生活とリハビリ研究所所長 | 三好春樹 | 「我が家が一番！死ぬまで家で暮らしたい！」 |
| | 国立長野病院副院長 | 武藤正樹 | |
| | 諏訪中央病院院長 | 鎌田　實 | |
| 第4回湘南在宅ケアセミナー | 生活とリハビリ研究所所長 | 三好春樹 | 「もう一度自分の口で食べたい！胃瘻があっても食べられる!?」 |
| | 加藤歯科医院院長 | 加藤武彦 | |
| | 〔パネラー〕新宿ヒロクリニック | 英　裕雄 | |
| | 〔パネラー〕神奈川リハビリテーション病院看護師長 | 小山珠美 | |
| | 〔パネラー〕川嶋神経内科クリニック院長 | 川嶋乃里子 | |

| | | | |
|---|---|---|---|
| 第5回湘南在宅ケアセミナー | 小川医院院長<br>神奈川リハビリテーション病院看護師長<br>ふれあい歯科ごとう院長 | 小川滋彦<br>小山珠美<br>五島朋幸 | 「もう一度自分の口で食べたい！<br>胃瘻があっても食べられる⁉　Part2」 |
| 第6回湘南在宅ケアセミナー | 厚生労働省老健局介護保険課長<br>筑波大学大学院ヒューマン・ケア科学専攻<br>日本経済新聞社編集委員<br>神津内科クリニック院長<br>フリージャーナリスト | 藤木則夫<br>大久保一郎<br>浅川澄一<br>神津　仁<br>和田　努 | 「介護保険はどう変わる？<br>日本の医療福祉はどうなるの？」 |
| 第7回湘南在宅ケアセミナー | 亀戸大島クリニック院長<br>パワーリハビリテーション研究会<br>シルバー新報編集長 | 飯島　治<br>来栖宏二<br>川名佐貴子 | 「だらけ体操VSパワーリハビリ」 |
| 第8回湘南在宅ケアセミナー | 群馬大学医学部保健学科教授<br>元町歯科院長<br>全国マイケアプラン・ネットワーク代表<br>ふれあい歯科ごとう院長 | 山口晴保<br>遠見利恵子<br>島村八重子<br>五島朋幸 | 「自分らしく生きる！！そのために！」 |
| 第9回湘南在宅ケアセミナー | 日本ホスピス・在宅ケア研究会理事<br>ふじ内科クリニック院長 | 内藤いづみ | 「家に帰りたい！家で死にたい！」 |
| 第10回湘南在宅ケアセミナー | 厚生労働省医政局総務課保健医療技術調整官<br>仙台往診クリニック院長<br>梶原診療所 | 伊東芳郎<br>川島孝一郎<br>平原佐斗司 | 「みんなで支える在宅ターミナルケア<br>家で死にたい！看取りたい‼」 |

| | | | |
|---|---|---|---|
| 第11回湘南在宅ケアセミナー | キャンナス代表 | 菅原由美 | 「医療行為って何？　ヘルパーにもできる!?やりたい!?　やらせたい」 |
| | 特定医療法人慈泉会相澤病院　褥瘡医療センター統括医長 | 鳥谷部俊一 | |
| | 市立輪島病院病棟主任看護師 | 中村悦子 | |
| | 国際医療福祉大学大学院教授 | 黒岩祐治 | |
| 第12回湘南在宅ケアセミナー | 新宿ヒロクリニック　院長 | 英　裕雄 | 「あなたは食べられなくなったら胃ろうを造りますか？」 |
| 第13回湘南在宅ケアセミナー | 緩和ケア診療所　いっぽ　医師 | 萬田緑平 | 「自分らしく生きよう!!～かぎりあるいのちだから～」 |
| | NPO法人　ふらっとステーション・ドリーム副理事 | 島津禮子 | |
| | 湘南鎌倉総合病院副院長 | 太田惠一朗 | |
| | ナースケア鎌倉居宅管理者 | 中山房江 | |
| 第14回湘南在宅ケアセミナー | 加藤歯科医院院長 | 加藤武彦 | 「胃瘻があっても食べられる～もう一度口から食べたい～」 |
| | 湘南藤沢徳州会病院　副院長 | 大江元樹氏 | |
| 第15回湘南在宅ケアセミナー | 白十字訪問看護ステーション　代表取締役　看護師 | 秋山正子 | 「家に帰りたい　帰してあげたい～ナースの意識が変わると地域が変わる!!～」 |
| | 公益社団法人　日本訪問看護財団　事務部長 | 上野まり | |
| | 元日本経済新聞社編集委員 | 浅川澄一 | |

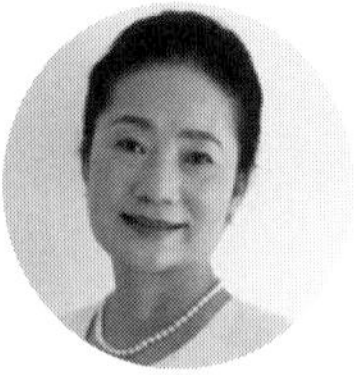

編著者プロフィール

**菅原由美**（すがはら・ゆみ）

全国訪問ボランティアナースの会キャンナス代表。有限会社ナースケア役員、開業看護師を育てる会理事長。
1955年神奈川県生まれ。東海大学医療技術短期大学第一看護学科卒。こども3人に孫8人。1988年以降、知的障害児を含む3人の里親となり、現在も関係を続けている。

2009年にNPO法人楽患ねっとが主催する第1回「ナースオブザイヤー賞」と「インディペンデントナース賞」を受賞。2014年に公益社団法人日本看護協会などが主催する第12回ヘルシーソサエティ賞、神奈川県ボランタリー活動奨励賞等、多くの団体より表彰を受ける。NPO法人在宅ケアを支える診療所・市民全国ネットワーク理事、日本在宅医療連合学会評議委員。このほか地元の在宅ケア関連の組織の役員、委員等を歴任。

著書
『いけいけ！ボランティアナース』（2006年　アニカ出版）、
『あなたが始める訪問看護ステーション』（2012年　雲母書房）、
『ドキュメント ボランティアナースが綴る東日本大震災』
（2012年　三省堂出版、編著）　ほか

◉ 執筆

浅川澄一（あさかわ・すみかず）
福祉ジャーナリスト。元日本経済新聞編集委員。公益社団法人長寿社会文化協会常務理事。高齢者ケア、少子化、ＮＰＯ活動等を中心に執筆活動を続ける。

川名佐貴子（かわな・さきこ）
出版社を経て平成２年環境新聞社入社。シルバー新報編集長、月刊ケアマネジメント編集長を長年努め令和元年12 月末で退職。フリーで活動中。

中澤まゆみ（なかざわ・まゆみ）
ノンフィクションライター。『おひとりさまの「法律」』『おひとりさまの終の住処』『おひとりさまでも最後まで在宅』など著者多数。

野田真智子（のだ・まちこ）
介護雑誌『Better Care』編集長。『たたかうおばあちゃんがいく！』『医療・介護・福祉の地域ネットワークづくり事例集』などを手がける。

◉ 編集協力
青木正人／今村美都

**全国訪問ボランティアナースの会　キャンナス**
〒251-0025　神奈川県藤沢市鵠沼石上1-6-1-B1
TEL：0466-26-3980 / FAX：0466-25-8111
https://nurse.jp

# ボランティアナースの奇跡

二〇二〇年十月二十五日　初版第一刷発行

編・著者　菅原由美
発行者　宮島正洋
発行所　株式会社アートデイズ
〒160-0007　東京都新宿区荒木町13−5
四谷テアールビル2F
電　話（〇三）三三五三−二二九八
ＦＡＸ（〇三）三三五三−五八八七
http://www.artdays.co.jp
企　画　全国訪問ボランティアナースの会キャンナス
印刷所　モリモト印刷株式会社

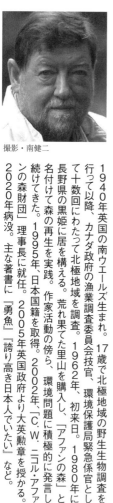

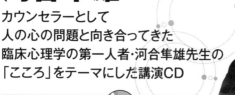